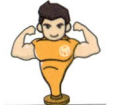

일러두기
각 장의 시작 페이지에 있는 QR 코드를 스캔하면
몸신들의 비법 동영상을 핸드폰으로 직접 보실 수 있습니다.

QR 코드 스캔하는 법
핸드폰에서 네이버 접속 → 검색창 오른쪽의 마이크 클릭 → QR 코드 클릭
→ 스캔창을 QR 코드에 가까이 대면 동영상 재생

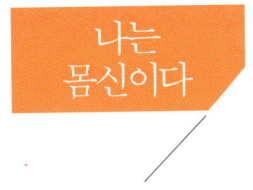

채널A〈나는 몸신이다〉 제작팀 지음

동아일보사

● 추천사

돈도 시간도 들지 않는 놀라운 건강법

〈나는 몸신이다〉 MC _ 정은아

"그거 진짜인가요?"
요즘 많이 받는 질문입니다.
"저를 어떻게 찾아내셨나요?"
자신만의 독특한 건강 비법으로 녹화 현장에 초대된 몸신들이 종종 던지는 말입니다.
차별화된 프로그램을 만들어보겠다는 제작진의 열정과 집요함이 두 번째 질문의 답이 되겠지요. 하지만 첫 번째 질문에 대해 간단히 설명하기란 쉬운 일이 아닙니다.
녹화 현장에서 보고 들은 놀라움을 가감 없이 전달하려다 보면 어

김없이 이야기가 길어지는 데다 대개는 어설픈 저의 실연까지 더해지게 마련이이서 그렇습니다. 〈나는 몸신이다〉는 이렇듯 매회 많은 화젯거리를 만들어내고 있습니다.

더 이상의 건강 정보 프로그램이 필요할까 싶을 때 프로그램 진행 제의를 받았습니다. 건강에 대해 누구나 어디서나 말하고 묻고 답하는 시대에 또 무엇을 더하려 하는 것인지 의문이 들지 않을 수 없었습니다. 제작진은 준비 중인 아이템과 직접 체험한 결과를 널찍한 카페에서 온몸으로 설명해주었습니다. 저 역시 그렇게 물었지요.

"그거 진짜인가요?"

단 3분의 교정법으로 O다리가 붙고 톡톡 몇 번 두드리는 것만으로 묵었던 통증이 사라진다니, 어떻게 그런 일이 가능하지요? 더욱이 돈도 시간도 들지 않는다니 참으로 궁금하긴 합니다만…….

제가 처음 몸신들을 보며 강렬한 호기심과 의구심을 느꼈던 것처럼 지금도 여전히 〈나는 몸신이다〉의 녹화 현장은 뜨겁습니다. 매서운 눈으로 검증하던 전문가와 출연자가 가장 열심히 체험에 나서는 프로그램이 〈나는 몸신이다〉가 아닌가 합니다.

짧은 시간 안에 효과를 눈으로 확인할 수 있는 건강법을 찾기란 쉽지 않습니다. 꾸준히 해야 하는 것도 있고 효과가 일시적인 것도 있습니다. 혹 효과가 과장되게 전달되는 것은 아닌지, 부작용은 없는지, 보조적 처방인데 근본적인 치료법으로 잘못 소개되는 것은 아닌지 거듭 살피는 것이 건강 프로그램을 만드는 사람의 몫이라는 걸

잊지 않으려 합니다.

〈나는 몸신이다〉를 진행하면서 새삼 깨달은 것이 있습니다. 우리 몸은 쌓아올린 벽돌과 같아서 중간에 하나가 삐끗하면 결국 무너지게 마련이라는 것 그리고 몸과 마음이 적절한 균형을 유지할 때 본래의 자기 조절 능력이 살아난다는 것입니다.

몸신의 건강법은 대개 그 삐끗한 것을 슬쩍 바로잡아주어 순환을 돕고 몸을 바로 서게 해주는 것들입니다. 내 한 몸 잘 돌보는 데, 나아가 몸과 몸이 만나 이뤄지는 우리 사회가 보다 건강해지는 데 〈나는 몸신이다〉 방송과 이 한 권의 책이 작은 보탬이 되었으면 합니다.

● 글머리에

여러분도 몸신의 주인공이 될 수 있습니다

〈나는 몸신이다〉 PD _ 김진

"개그맨 OOO가 해독주스로 한 달 만에 15kg을 뺐대."

"어제 TV 봤어? 어떤 사람이 매일 청혈주스를 마셨더니 고혈압이랑 당뇨가 없어졌다네."

50, 60대 주부들의 대화가 아닙니다. 최근에 만난 동창들, 친구들 모임에서는 물론 직장 동료들도 모였다 하면 어느새 대화의 주제는 '건강'으로 흘러가곤 했습니다.

이는 결국 대한민국 30대 이상이 세대와 성별을 넘어 공통으로 관심을 갖는 주제가 '건강'이라는 것을 단적으로 말해줍니다. 그러다 보니 TV와 각종 매체에서는 연일 건강 정보를 쏟아내고 있습니다.

그런데 이런 정보의 홍수 속에서 뭔가 새로운 건강 정보는 없을까? 더 이상 특정 식품을 먹고 건강이 좋아졌다는 식의 두루뭉술한 정보 말고 즉석에서 눈으로 효과를 보여줄 수 있는 건강법은 없을까?

프로그램 〈나는 몸신이다〉의 기획은 여기서부터 시작됐습니다.

'몸신'은 자신이 직접 개발한 건강법이나 특급 비책으로 건강상의 큰 효과를 경험하거나 자기 몸을 관장하는 데 성공한 사람들을 칭하는 신조어입니다.

세상 사람들을 이롭게 해줄 건강 정보나 잘못된 속설을 바로잡을 정확한 정보를 갖고 있다면 누구나 '몸신'이 될 수 있습니다.

간단한 운동으로 즉석에서 O다리가 붙는 'O다리 3분 교정법', 톡톡 두드리기만 해도 통증이 사라지는 '톡톡 셀프 건강법', 테이프만 붙여도 혈액순환이 되는 '종아리 테이핑 요법' 등 〈나는 몸신이다〉에서 소개하는 몸신의 건강법은 누구나 따라 할 수 있고 시간과 돈이 거의 들지 않는 방법들입니다.

제작진들이 '몸신' 섭외 단계에서 여러 번 체험과 검증을 거치고, 녹화 현장에서는 수많은 전문가들과 방청객들이 눈을 부릅뜨고 지켜보지만 매번 눈앞에서 벌어지는 놀라운 효과에 입을 다물지 못합니다. 이렇듯 바로 그 자리에서 눈으로 건강법의 효과를 확인할 수 있다는 게 〈나는 몸신이다〉의 가장 큰 장점입니다.

그렇지만 '몸신'의 건강법이 결코 만병통치약은 아닙니다. 자칫 건강법만 믿고 병원을 찾지 않거나 근본적인 치료를 소홀히 하는 분들이 있지는 않을까 염려됩니다.

반드시 정확한 진단은 전문의와 상의하고, 몸신의 건강법은 보조적으로 활용하시라고 방송에서 거듭 강조하는 이유도 이 때문입니다.

지난 6개월간 〈나는 몸신이다〉를 제작하면서 깨달은 두 가지가 있습니다.

몸은 생각보다 정직합니다.

내가 갖고 있는 질환은 결국 생활 속 나쁜 습관들이 나에게 보내는 경고이자 복수인 셈입니다.

그렇지만 몸은 배신을 하지 않습니다.

내가 몸을 위해 노력하는 시간만큼, 바꾸고자 하는 의지만큼 응답을 하는 게 몸이라는 것입니다.

'건강한 몸을 건강할 때 지킬 수 있도록 하는 것! 좋지 않은 몸은 더 이상 나빠지지 않도록 노력하는 것!'

이것이 〈나는 몸신이다〉 제작진이 시청자와 독자 여러분께 전하고자 하는 메시지입니다.

나는 몸신이다

차례

추천사 · 돈도 시간도 들지 않는 놀라운 건강법 … 4

글머리에 · 여러분도 몸신의 주인공이 될 수 있습니다 … 7

1. 퇴행성관절염 막는 O다리 3분 교정법 … 15
2. 혈액순환 도와주는 초간단 테이핑 요법 … 47
3. 복부비만 잡는 5분 복식호흡법 … 79
4. 골다공증으로 줄어든 키 찾는 약발 요법 … 113
5. 만성통증 해결하는 톡톡 셀프 건강법 … 147
6. 갱년기 건강 책임지는 골반 교정체조 … 185
7. 튼튼한 척추 위한 속근육 강화 운동법 … 215

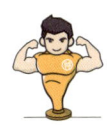 **집에서 혼자 하는 자가 진단법**

퇴행성 관절염 자가 진단법 … 23

엉덩이 나이로 관절염 위험도 체크하기 … 24

혈관 나이 자가 진단법 … 53

복부비만 자가 진단법 … 85

골다공증 자가 진단법 … 119

갱년기 자가 진단법 … 192

골반 틀어짐 자가 진단법 … 194

척추&근육 상태 자가 진단법 … 223

몸신 출연진을 소개합니다

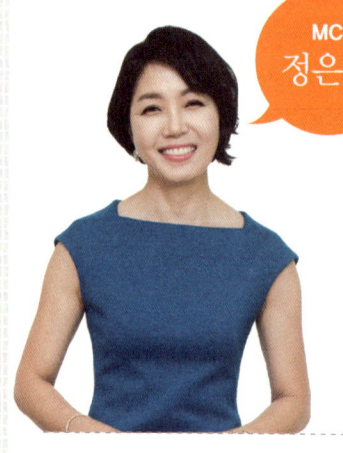

MC 정은아

2003년부터 KBS 〈비타민〉의 진행을 10년 가까이 맡은 데 이어 채널A에서 또다시 〈나는 몸신이다〉를 진행함으로써 명실상부한 '건강 전문 MC'로 자리매김했다.
"여든의 시아버지를 모시고 있는 만큼 연로하신 어르신들도 쉽게 이해할 수 있는 언어로 〈몸신〉을 진행하겠다"라는 마음가짐으로 이 프로그램을 맡았다. 평소 등산과 웨이트 트레이닝으로 스스로의 건강 역시 알차게 챙겨온 그녀는 2010년 보건복지부 건강홍보대사로 임명되어 활동하기도 했다.

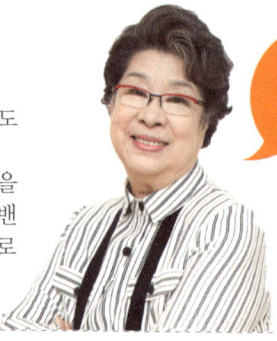

영화배우 엄앵란

은막을 화려하게 빛냈던 20대 못지않게 여든인 지금도 활발한 방송 활동을 펼치고 있는 엄앵란.
나이로 인한 골다공증이 염려되기는 하지만 현미밥을 10년 전부터 먹고, 스스로 고안해낸 허벅지 조이기 밴드를 이용해 체형을 바로잡는 등 꾸준한 건강관리로 40대 못지않은 건강한 혈관 나이를 자랑하고 있다.

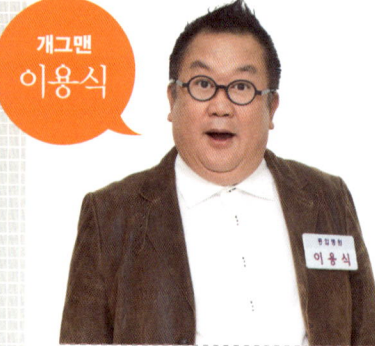

개그맨 이용식

몸무게 107kg에 허리둘레 123cm의 몸매로 한눈에 봐도 '건강에 유의해야 할' 체형으로 보이는 이용식.
과거 고혈압과 심근경색으로 쓰러져 생명의 위협을 받은 적이 있는 그이지만, 이후 꾸준한 관리로 혈압을 유지하며 방송 일선을 떠나지 않고 활동 중이다. 〈몸신〉을 통해 그동안 마음먹은 만큼 달성하지 못한 체중 감량과 뱃살 줄이기 등에 다시 한 번 도전한다.

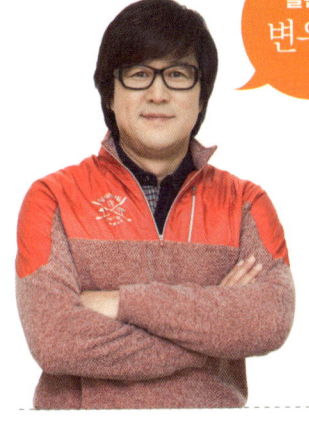

탤런트 변우민

누구보다 건강에 관심을 갖고 몸 관리에 열중하는 50대 가장 변우민.
평소 운동을 좋아해 골프 티칭 자격증까지 보유하고 있지만 비대칭 운동이라는 골프의 특성상 골반이 뒤틀리고 목 디스크 위험도 있다는 사실을 〈몸신〉을 통해 발견했다. 특히 〈몸신〉에서 중장년 남성들이 궁금해할 만한 남성 질환과 각종 증세를 속 시원히 질문해주는 역할을 맡고 있다.

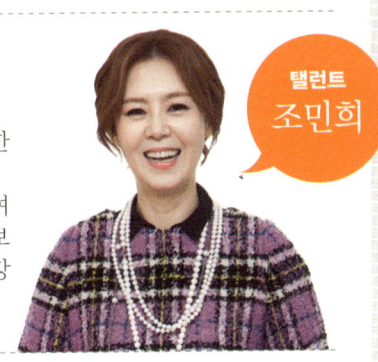

탤런트 조민희

40대 중반의 나이가 무색하리만치 탄탄하고 날씬한 몸매를 유지하고 있는 탤런트 조민희.
성악을 전공한 덕분에 각종 운동법의 효과를 높여주는 복식호흡을 누구보다 잘 소화하는 모습을 보여주고 있다. 40대 여성을 대표해 갱년기 여성 건강 관리법을 꼼꼼하게 묻고 체크하는 패널이다.

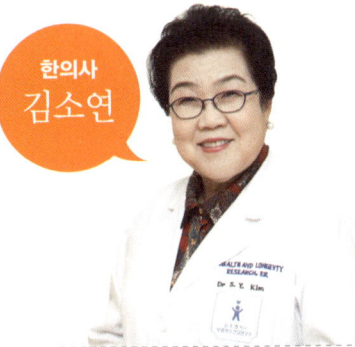

한의사 김소연

북한에 살던 시절 '만수무강연구소'에 소속되어 김일성 주치의로 일한 바 있다. 〈몸신〉에서는 북한에서 갈고닦은 '자연치료법'을 바탕으로 우리에게는 다소 낯설지만 효능 높은 각종 자연식을 소개해주고 있다.
또한 이 프로그램에서 주치의 역할을 하는 동시에 체험자로도 나서 몸신의 발마사지를 받은 뒤 잃어버렸던 키 1.5cm를 되찾는 체험을 했다.

한의사 한진우

다양한 몸신들의 비법을 한의학적인 관점에서 꼼꼼하게 검증하고 시청자들이 알기 쉽게 설명해주는 역할을 담당하고 있는 한진우 한의사. 대한한의사협회 홍보이사로 활동했으며 현재는 대한한의사협회 중앙대의원을 맡고 있다.

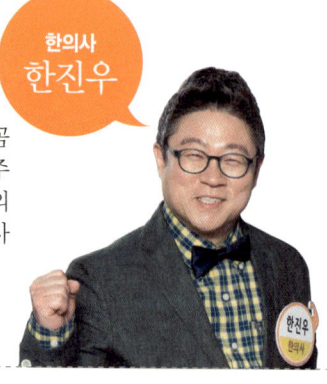

수원대 식품영양학과 교수 임경숙

각종 신체증상을 완화시키고 특정 질환으로부터 건강을 되찾는 데 맞춤한 음식을 매회 시청자들에게 알기 쉽게 소개해주는 임경숙 교수.
어떤 음식을 어떻게 먹느냐에 따라 내 몸이 달라질 수 있다는 것을 〈몸신〉에서 설파해주는 '좋은 음식 전도사'다. 2014년 대한영양사협회 22대 회장에 취임하기도 했다.

가정의학 박사 오한진

각종 방송 프로그램을 통해 꼭 알아야 할 건강 필수 상식을 콕콕 짚어 알려줌으로써 '국민 주치의'의 아이콘이 된 오한진 박사.
대한갱년기학회 회장, 대한비만건강학회 회장, 대한골다공증학회 홍보위원 등으로 활동하는 등 특히 갱년기와 노년기 건강에 있어서 손꼽히는 권위자다.

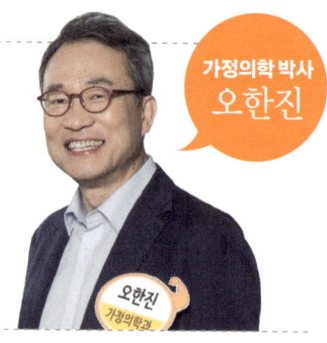

의학 전문기자 이진한

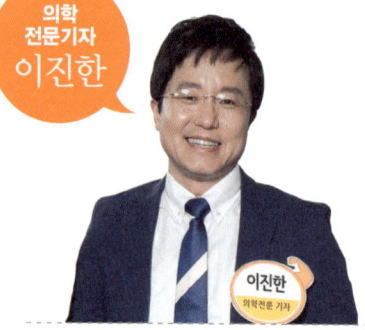

서울대 의대를 졸업하고 2001년 동아일보 의학 전문기자로 발을 디뎠다. 기자로서 바쁜 일상을 보내는 중에도 CHA의과학대학교 대학원에서 통합의학과 박사과정까지 수료한 학구파.
현직 기자인 동시에 서울대 의대 겸임교수로 일하면서 〈몸신〉을 통해 국내외 최신 의학 정보를 실어 나르는 메신저 역할도 하고 있다.

① 퇴행성관절염 막는 O다리 3분 교정법

핸드폰 스캔창을 QR 코드에 대면
동영상을 보실 수 있습니다

퇴행성관절염
무엇이 문제인가?

우리나라 국민들을 괴롭히는 대표적인 만성질환, 퇴행성관절염. 환자에게 극심한 고통을 안겨주는 것은 물론 한번 걸리면 쉽게 낫지 않는 난치병이다. 최근 질병관리본부에서 조사한 결과에 따르면 우리나라 50대 이상 성인의 경우 8명 중 1명이, 70대 이상 여성의 경우 10명 중 3~4명이 퇴행성관절염을 앓고 있는 것으로 나타났다.

또한 퇴행성관절염 환자는 도시 지역 거주자(10.7%)보다 농촌 지역 거주자(17.6%)가 많았으며 소득이 낮을수록 퇴행성관절염에 걸릴 확률이 1.5배가량 높았다.

결과를 종합해보면 농촌에 살면서 소득이 낮은 여성이 퇴행성관절염에 가장 취약하다는 것을 알 수 있다. 이는 농촌 여성들이 오랜 세월 동안 쉴 틈 없는 노동에 시달렸기 때문으로 풀이된다.

비만과 무리한 운동이 관절염 부추겨

퇴행성관절염은 왜 생기는 것일까? 일반적으로 사람의 골밀도(뼈 조직의 밀도)가 가장 높은 때는 25세 전후다. 이때를 정점으로 골밀도는 점차 떨어지기 시작해 뼈가 휘고 관절에 무리가 가게 된다.

또한 뼈와 뼈를 연결해주는 관절의 연골도 나이가 들면서 점점 닳아 없어지는데 이로 인해 뼈와 뼈 사이가 부딪치면서 관절 부위에 염증이 생기고 통증이 유발되는 것이다.

퇴행성관절염은 쉽게 말해 관절의 노화로 인한 질병이라 할 수 있다. 그렇다 보니 나이가 들면 발생하는 병으로 알고 있는 경우가 많은데 최근에는 젊은 층에서도 퇴행성관절염 환자가 급증하고 있다고

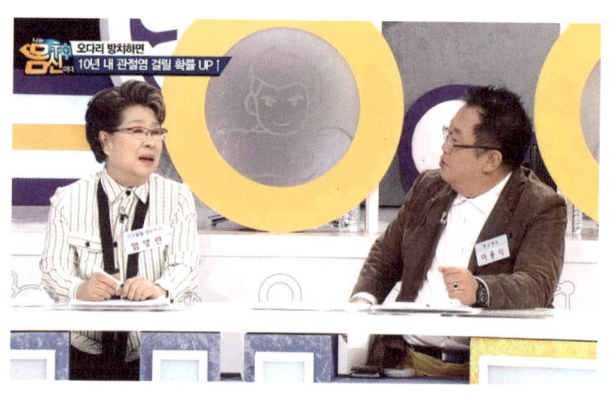

퇴행성관절염으로 고통받고 있다는 엄앵란과 과체중 때문에
복숭아뼈가 시큰거린다는 이용식.

한다. 2014년 국민건강보험공단이 발표한 통계조사에 따르면, 국내 퇴행성관절염 환자 가운데 약 10%가 40대 이하의 비교적 젊은 연령층에 속하는 것으로 나타났다.

이는 식생활이 서구화되면서 기름진 음식의 섭취가 늘고 자가용 이용 등으로 앉아 있는 시간이 많아져 운동량이 줄어들면서 비만 인구가 증가했기 때문으로 풀이된다.

비만이 되면 무릎 관절에 하중이 많이 실리는 것은 물론 허벅지나 골반 등의 근육이 빠져나가 이른 나이에도 관절염이 생기는 것이다.

반대의 경우도 있다. 바로 자신에게 맞지 않는 무리한 운동으로 무릎 연골이 닳아 퇴행성관절염이 생기는 경우다. 남자들은 근육을 만들기 위해, 여자들은 다이어트를 하기 위해 과도하게 운동을 하다 오히려 건강을 해치는 것이다.

여성이 남성보다 관절염 위험 네 배 더 높아

퇴행성관절염은 남성보다 여성에게 더 위협적이어서 여성은 남성에 비해 무려 네 배나 높은 발병률을 보인다. 이는 남성에 비해 상대적으로 운동량이 적어 젊어서부터 근육을 많이 키워놓지 않은 데다 잘못된 다이어트로 근육량이 더욱 줄어들었기 때문.

우리나라 여성들은 젊어서는 날씬하다가 폐경 후 갑자기 살이 찌는 경우가 많아 갱년기에 급속히 관절이 안 좋아지곤 한다. 또 아이를 키우는 과정에서 앉았다 일어나거나 안아주고 씻기는 등의 동작을 반복하다 보면 무릎과 손목에 부담이 가는데 이것이 나이가 들면서 관절염으로 이어지는 것이다.

집안일을 하면서 쪼그려 앉는다거나 무릎을 꿇는 등 관절에 좋지 않은 자세를 자주 취하는 것도 한 원인이다. 양반다리 역시 관절에 무리를 주므로 관절염을 예방하기 위해서는 앉을 때도 의식적으로 다리를 펴는 것이 좋다.

선천적 O다리, 관절염 10년 빨리 온다

O다리, 즉 다리가 O자형으로 휘어진 다리 역시 퇴행성관절염에 걸릴 위험성이 높다. O다리란 엄지발가락과 발뒤꿈치를 맞붙이고 똑

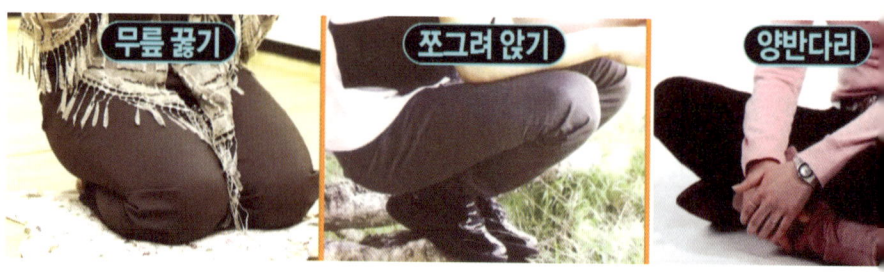

잘못된 자세가 관절을 망친다.

바로 섰을 때 무릎이 서로 닿지 않고 벌어진 상태를 말한다.

X-레이 사진을 찍어보았을 때 정상적인 다리는 고관절 중심부터 발목 중심까지 연결하면 중심선이 무릎 중앙을 지나는데, O다리는 무릎 안쪽을 지나간다.

O다리는 선천적으로 타고나는 경우도 있고, 노화나 오랜 좌식 생활 습관으로 인해 후천적으로 바뀐 경우도 있다. O다리는 다리가 바깥쪽으로 휘어 있기 때문에 무릎에 체중이 고루 실리지 않고 무릎 안쪽에 집중된다. 자연히 무릎 안쪽 관절만 집중적으로 닳고 손상되어 퇴행성관절염에 걸릴 확률이 높아지는 것이다. 전문가들은 선천적 O다리의 경우 보통 사람들보다 관절염을 10년이나 빨리 앓을 가능성이 크다고 경고한다.

국내 최초로 재활의학과와 정형외과에서 전문의 자격증을 동시에 취득했으며 2012년 런던 올림픽 국가대표팀 주치의이기도 했던 서동

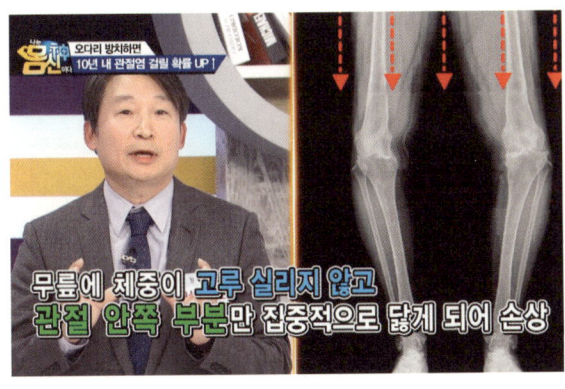

O다리는 체중이 무릎 안쪽에 집중되어 퇴행성관절염을 앓을 확률이 높아진다고 말하는 서동원 원장.

원 원장 역시 "실제 무릎 통증을 호소하며 병원을 찾는 환자 10명 중 6명은 O다리"라면서 퇴행성관절염이 생기거나 악화되는 것을 막기 위해서는 O다리를 교정해주는 것이 좋다고 강조한다.

퇴행성관절염 자가 진단법

초기 계단을 오르내릴 때는 물론 평지를 걸을 때도 무릎 관절이 아프고 뼈끼리 부딪치는 느낌이 있다. 이때 바로 치료에 들어가지 않으면 말기 관절염으로까지 진행될 수 있으니 반드시 전문의의 진단을 받도록 한다.

중기 조금만 걸어도 무릎이 붓고 물이 찬다. 그 상태가 일주일 이상 지속되거나 밤에도 무릎이 시큰거린다면 연골이 상했거나 찢어졌을 가능성이 높다.

말기 무릎 안쪽에 뭔가가 끼어 있는 듯한 이물감이 느껴진다. 손으로 만지면 아픈 부위가 있다. 이런 상태를 방치하면 힘줄이나 인대가 굳어져 무릎을 완전히 펴거나 굽히는 게 불가능해질 수 있다. 의사를 찾기에는 조금 늦은 상태이기는 하나 이때라도 병원을 방문해 당장 치료를 받아야 한다.

엉덩이 나이로 관절염 위험도 체크하기

　관절염 위험도를 알아보기 위해 엉덩이 근육의 근력을 측정하는 방법도 있다. 퇴행성관절염이 가장 많이 생기는 부위가 무릎인데 이 무릎 관절을 지키기 위해 가장 중요한 것이 엉덩이 근육이기 때문이다.
　원숭이나 유인원은 네 발로 걷기에 엉덩이 근육이 그다지 필요하지 않은 반면, 직립보행을 하는 인간은 두 다리만으로 걸어야 하기 때문에 엉덩이 근육이 중요하다.
　골반의 바깥쪽에 위치한 네 개의 근육 중 가장 뒤쪽에 있고 또 가장 큰 근육이 대둔근으로, 바로 이 대둔근이 직립보행을 할 때 골반을 뒤쪽으로 당기고 자세를 바로 서게 해주는 중요한 역할을 한다.
　엉덩이 근육이 많으면 걸을 때 충격으로부터 완충작용을 해줄 수 있다. 그런데 사고나 질병 등으로 한쪽 엉덩이 근육이 피로하거나 부족하면 걸을 때 충격을 고스란히 받아 한쪽 다리가 위로 올라가 심하게 절뚝이며 걸을 수밖에 없다. 척추 손상, 뇌성마비 환자 등에게서 흔히 볼 수 있는 걸음걸이다.
　노화로 등이 굽는 것도 엉덩이 근육과 관련 있다. 엉덩이 근육은 척추에서 내려오는 근육과 맞닿아 있다. 따라서 엉덩이 근육의 기능이 떨어지면 등이 굽을 수밖에 없다. 반대로 등이 굽었다는 것은 엉덩이 근육이 약해진 동시에 관절염 악화 위험이 있다는 뜻이다.
　다음은 간단하게 엉덩이 근육의 나이를 측정할 수 있는 방법이다.

① 무릎 높이의 의자에 앉는다.
② 한쪽 다리는 무릎을 구부린 채 들고, 다른 한쪽 다리의 힘을 이용해 바닥을 누르듯이 일어났다 앉았다를 반복한다. 이때 팔로 의자를 짚거나 팔을 흔들면서 반동을 이용해 일어나면 안 된다. 이렇게 측정한 횟수로 자신의 '엉덩이 나이'를 알아볼 수 있다.

결과 보기

나이	횟수	나이	횟수
20대	25회 이상	50대	10회 이상
30대	20회 이상	60대	5회 이상
40대	15회 이상	70대	2회 이상

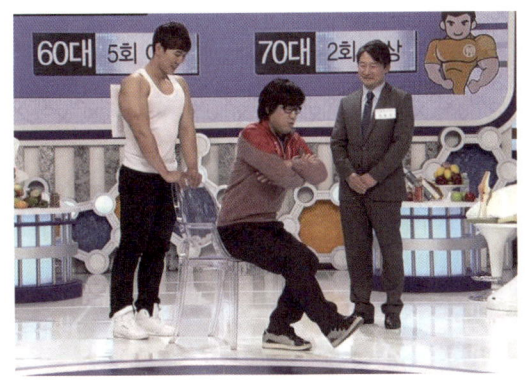

한쪽 다리는
무릎을 구부린 채 들고,
다른 한쪽 다리의 힘을 이용해
앉았다 일어났다를 반복한다.

무릎 사이 벌어진 정도로 알아보는 O다리

흔히 두 다리의 허벅지나 정강이가 붙어 있으면 자신은 O다리가 아니라고 생각한다. 특히 살이 찐 사람들은 허벅지 살이 맞닿기 때문에 착각하기 쉽다. 하지만 O다리는 허벅지나 정강이가 아니라 무릎과 무릎 사이가 얼마나 벌어졌는가를 보고 판단한다.

① 똑바로 서서 무릎과 발목을 최대한 붙인다.
② 무릎 사이에 손바닥 하나가 들어갈 정도면 정상이다. 안쪽 복숭아뼈가 닿은 상태에서 무릎 사이가 주먹 하나 들어갈 정도로 벌어져 있으면 O다리라고 할 수 있다.

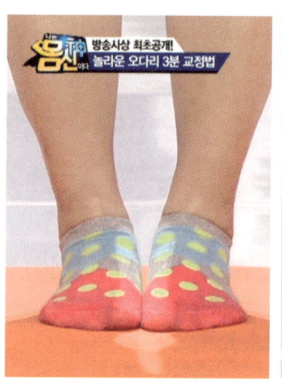

엄지발가락과 발뒤꿈치를 붙인 상태에서 체크한다.

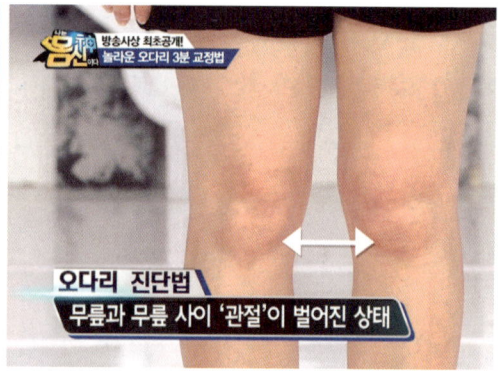

무릎 사이가 주먹 하나 들어갈 정도로 벌어져 있으면 O다리.

퇴행성관절염 궁금증 Q&A

Q 류마티스관절염과 퇴행성관절염은 어떻게 다른가?

A 류마티스관절염은 면역세포가 이상을 일으켜 자신의 관절을 공격하고 파괴하는 질환이다. 손가락이나 발가락 같은 작은 관절에서 처음 시작되어 손목, 어깨, 무릎에까지 통증이 나타난다. 아침에 통증이 가장 심하고 관절통 이외에 전신 피로감, 체중 감소, 발열 등의 증세를 보인다.

퇴행성관절염은 주로 관절 연골의 노화로 발생하며 관절을 사용할 때 통증이 심하고 휴식을 취하면 다소 완화되는 특징이 있다. 그리고 저녁 시간이나 잠자기 전에 통증이 가장 심해지는 경향이 있다(서동원 바른세상병원 원장).

Q 무릎이 뻐근하다 싶을 때 사우나를 가는 것은 좋은 방법인가?

A 뜨거운 찜질이나 사우나 등 온열 치료는 혈액순환에 좋다. 인체는 혈액순환이 잘 안 될 때 더 큰 통증을 느끼기 때문이다. 몸을 따뜻하게 해주면 힘줄과 인대도 부드러워진다(서동원 원장).

관절 등이 부었을 때 따뜻한 찜질을 해주면 좋은 효과를 거둘 수 있다. 특히 권하고 싶은 게 생강찜질이다. 생강껍질을 찜통에 쪄서 거즈에 싼 후 두 시간쯤 부어 있는 관절에 붙인다. 찐 솔잎을 이용하는 것도 좋은 방법이다. 솔잎에는 찬 성분이 있어 관절에 물이 찬 것을 빼주고 부기를 가라앉혀준다. 급성관절염, 신경통, 혈액순환, 동맥경화에 효과적이다(김소연 전 김일성 주치의).

Q 날씨가 궂으면 관절이 더 아픈 이유는 무엇인가?
A 실내 온도 조절을 아무리 잘한다 해도 인체는 바깥 기후의 영향을 받을 수밖에 없다. 겨울에는 추위 때문에 관절과 인대가 수축된다. 한의학에는 '불통즉통(不通則痛)'이라는 말이 있다. 기혈(氣血)의 흐름이 통(通)하지 않으면 아프다(痛)는 뜻이다. 궂은 날씨거나 겨울철에는 관절과 인대가 수축해 기혈이 제대로 통하지 않아서 통증이 생기는 것이다. 따라서 겨울철에는 관절염 발병률이 두 배 정도 늘어나고 원래 있던 관절염도 악화되기 쉽다(한진우 한의사).

Q 퇴행성관절염은 반드시 수술을 해야만 하나?
A 아무리 좋은 인공관절을 삽입한다 해도 망가진 자신의 관절보다 좋을 수는 없다. 따라서 상태가 웬만큼 나쁜 게 아니라면 수술을 권하지는 않는다. 비교적 젊은 사람이라면 운동이나 보조 요법으로 치료를 한다. 하지만 앉았다 일어나는 게 힘들 정도로 통증이 심해 일상생활이 어렵다면 그때는 수술을 고려한다(서동원 원장).

퇴행성관절염
이렇게 **예방**한다

비만은 관절의 최대 적이다. 체중이 많이 나갈수록 무릎 관절에 부담을 주기 때문에 과체중인 사람은 반드시 체중을 줄여야 한다. 그렇다면 어떤 방식으로 다이어트를 해야 건강하게 체중을 줄일 수 있을까?

흔히 다이어트를 한다고 음식물의 섭취를 줄이면 체지방과 함께 근육까지 줄어드는 경우가 적지 않다. 관절을 보호하기 위해서는 근육을 강화해야만 하는데, 오히려 부실한 식사로 근육을 잃게 되는 역효과가 나는 것이다.

때문에 건강한 다이어트를 위해서는 밥이나 면 같은 탄수화물은 반으로 줄이되 고기, 생선, 달걀 등과 같은 단백질 식품은 평소보다 양을 늘려 근육량을 유지해야 한다고 전문가들은 조언한다.

관절염을 앓고 있거나 심한 O다리인 사람은 운동도 중요하지만 평소 신고 다니는 신발도 신경 써서 골라야 한다. 구두굽이 높거나 딱딱한 신발은 무릎의 적. 쿠션감이 좋고, 굽이 낮은 것은 물론 뒷굽이 아래쪽으로 넓어지는 신발을 신도록 한다.

특히 O다리일 경우 신발 바깥쪽에 두꺼운 의료용 깔창을 깔고 다니는 것만으로도 어느 정도 교정 효과가 있다.

무릎을 붙이고 똑바로 섰을 때 복숭아뼈가 붙지 않고 벌어지는 X자형 다리 역시 관절에 나쁜 영향을 미친다. 이런 X자형 다리라면 신발 안쪽, 즉 발바닥의 아치 쪽에 의료용 깔창을 깔면 교정에 도움이 된다.

TV 보면서 엉덩이 근력 키우기

관절염 예방을 위해 엉덩이 근력을 키우는 것도 좋다. TV를 보거나 설거지를 하는 동안 간단히 할 수 있는 엉덩이 근육 강화 운동이 있다. 바로 '11자 엉덩이 조이기'다. 방법은 간단하다.

우선 다리를 11자 모양으로 나란히 놓고 선다. 무릎을 안에서 바깥쪽을 향해 돌린다는 느낌으로 엉덩이 중심부를 조였다가 푸는 동작을 반복한다.

이 운동은 이른바 '등척성 운동'으로 근육이 수축되지만 전체 근육의 길이는 변하지 않는 운동이다. 엉덩이 근육 중 가장 큰 근육인 대둔근뿐만 아니라 중둔근, 소둔군 그리고 그보다 작은 고관절 근육까지 강화할 수 있다.

  하지만 엉덩이를 눈에 띄게 씰룩거리며 움직여야 하기 때문에 사람들이 있는 데서 하기에는 살짝 민망한 것도 사실. 이렇게 이목이 많은 곳에서는 그냥 엉덩이에 힘을 주고 서 있거나 걷는 것만으로도 엉덩이 근육 강화 효과가 있다. 따라서 건강한 관절을 위해서는 지하철이나 버스 정류장에서도 마냥 풀어진 자세로 있지 말고 허리를 쭉 편 채 엉덩이에 힘을 주고 서 있는 습관을 들이도록 한다.

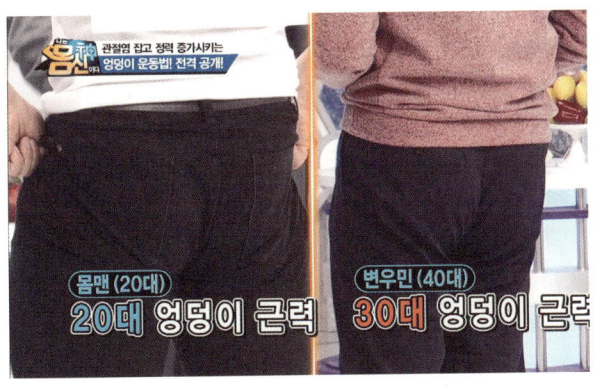

엉덩이 중심부를 조였다 푸는 동작을 반복해 엉덩이 근력을 키운다.

몸신 아이디어

엄앵란이 직접 만든 허벅지 조이기 밴드

말기에 가까운 퇴행성관절염을 앓고 있는 몸신 가족 엄앵란. 의자에 앉아 있을 때도 허벅지부터 무릎 사이가 벌어져 방송 출연 때마다 곤혹스럽다고. 그래서 직접 개발해낸 것이 못 쓰는 가방의 어깨끈을 잘라내 밴드 모양으로 연결한 '허벅지 조이기 밴드'다. 의자에 앉을 때 허벅지 위에 끼우면 두 다리를 붙은 상태로 고정시켜준다.

서동원 원장은 이 같은 도구 사용에 대해 '좋은 아이디어'라고 평가하고, "몸의 균형을 유지하는 자세를 취하기 위해서는 에너지를 많이 써야 하고 따라서 근육의 피로도가 높아지는데, 적절한 도구를 이용하면 근육을 사용하지 않고도 몸의 균형을 잡을 수 있어 근육 피로도가 적다"라고 설명한다.

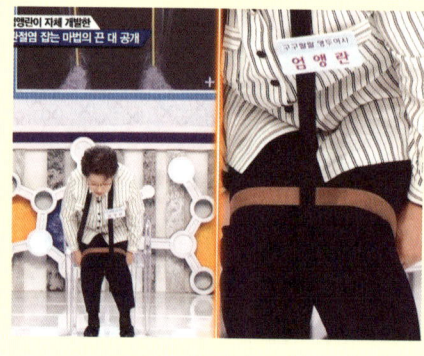

엄앵란이 직접 개발한 허벅지 조이기 밴드는 의자에 앉을 때 허벅지 위에 끼우면 다리가 벌어지지 않고 고정된다.

몸신의 비책을 배운다

SOLUTION

박숙희 몸신의 O다리 3분 교정법

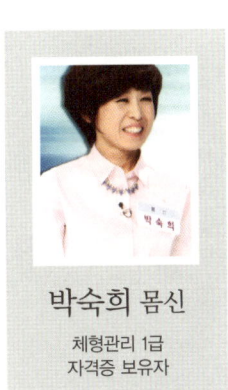

박숙희 몸신
체형관리 1급
자격증 보유자

O다리는 과연 수술을 하지 않고도 교정할 수 있는 것일까? 그것도 집에서 혼자 O다리를 교정하는 게 가능할까? 대답은 '가능하다'! 그것도 하루 단 3분의 운동만으로 해낼 수 있다는 게 박숙희 몸신의 주장이다.

그녀는 체형관리 1급 자격증 보유자로, 자신도 한때 잘못된 생활습관과 자세로 몸이 좌우대칭을 잃고 한쪽으로 비틀린 상태였다. 그 결과 얼굴까지 비대칭적으로 비뚤어져 지금과는 전혀 다른 사람의 모습이었다. 하지만 몸의 균형을 잡아주는 체형 교정법을 익히고 꾸준히 단련한 결과 지금과 같이 곧고 균형 잡힌 몸매와 얼굴을 되찾게 되었다고 한다.

안 쓰던 근육 사용해 근육 강화 효과

다리를 안쪽으로 모으고 3분 동안 앉았다 일어서는 동작만으로 벌어진 무릎이 붙는다는 박숙희 몸신의 '신비한' 교정법. 과연 어떤 원리로 가능한 것일까? 서동원 원장은 이에 대해 "몸신의 비법처럼 무릎을 안쪽으로 돌린 채 자세를 낮추면 똑바로 앉는 자세에 비해 허벅

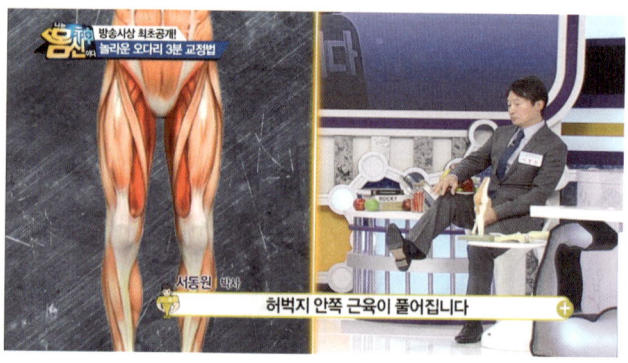

박숙희 몸신의 비법은 평소 안 쓰던 허벅지 안쪽 근육을 강화해 자세를 바로잡는 효과가 있다고 설명하는 서동원 원장.

지 안쪽 근육을 늘려주는 효과가 있다. 평소 안 쓰던 안쪽 근육을 사용하고 스트레칭을 해줌으로써 근육을 강화시켜주는 효과가 있고 자세가 바로잡힌다"라고 설명한다.

특히 이 운동은 O다리 교정뿐만 아니라 허벅지 근육을 단련해 남성들의 정력 강화에도 도움이 된다고 박숙희 몸신은 말한다.

효과 보려면 3개월간 꾸준히 해야

하지만 여느 운동 교정법과 마찬가지로 박숙희 몸신의 O다리 교정법도 한 번 실시만으로는 일시적인 효과밖에 얻을 수 없다. 따라서 매일매일 꾸준히 하는 것이 중요하다. 자신의 신체 상태에 따라 아침·점심 각 50회, 저녁 100회로 나눠서 적어도 3개월은 지속해야 근육이 기억을 해서 운동 효과를 볼 수 있다.

단, 이 교정법은 잘못된 자세나 습관 등으로 다리가 휜 후천적 O다리에 효과가 있고, 선천적으로 다리가 휜 사람의 경우 한계가 있다.

또한 관절염이 이미 심하게 진행된 나이 든 사람은 이 운동을 할 때 각별히 주의해야 한다. 무릎 연골이 마모되어 통증이 심한 경우 앉았다 일어났다를 반복하는 운동을 하면 오히려 역효과가 날 수 있기 때문. 이 교정법은 젊을 때부터 자세를 바로잡아 관절을 '보호'하고 관절염을 '예방'하는 것을 목표로 실시하는 게 좋다.

따라 해보세요

1 ▼▼ 운동을 하기 전 양다리 길이가 같은지, 다른지를 체크한다. 이를 위해 먼저 매트나 요 위에 반듯이 누워 몸의 힘을 완전히 뺀다.

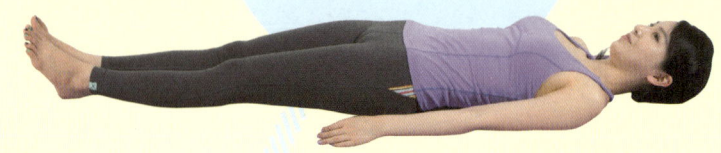

2 ◀◀ 누워 있는 사람의 다리를 살짝 들어올리고 탈탈 흔들어준다. 이는 운동 전 척추를 곧게 펴주기 위한 작업이다.

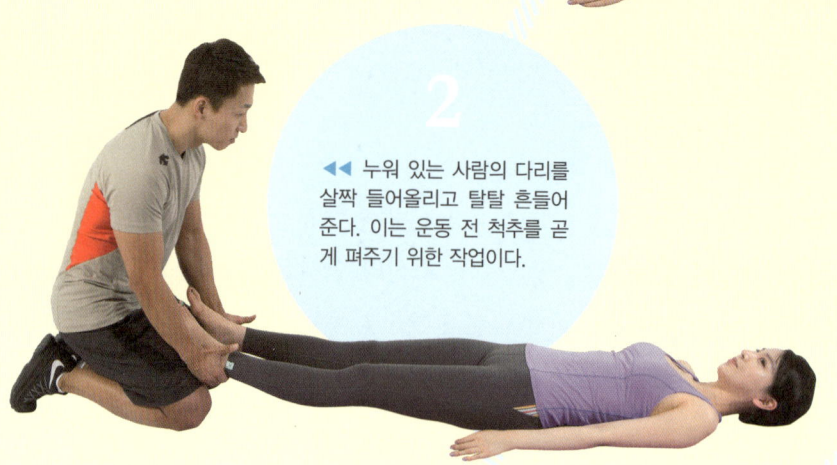

TIP 다리 길이는 발바닥까지의 길이를 비교하는 게 아니라 복숭아뼈까지의 길이를 잰다는 점을 잊지 말 것.

3 ▼▼ 검지와 중지를 가위 모양으로 펴서 양쪽 복숭아뼈가 있는 곳을 짚는다. 양손 검지의 위치가 딱 맞으면 양다리 길이가 같은 것이고, 맞지 않으면 다른 것이다.

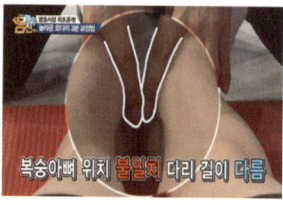
복숭아뼈 위치 불일치 다리 길이 다름

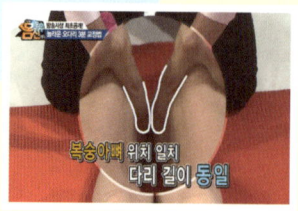
복숭아뼈 위치 일치 다리 길이 동일

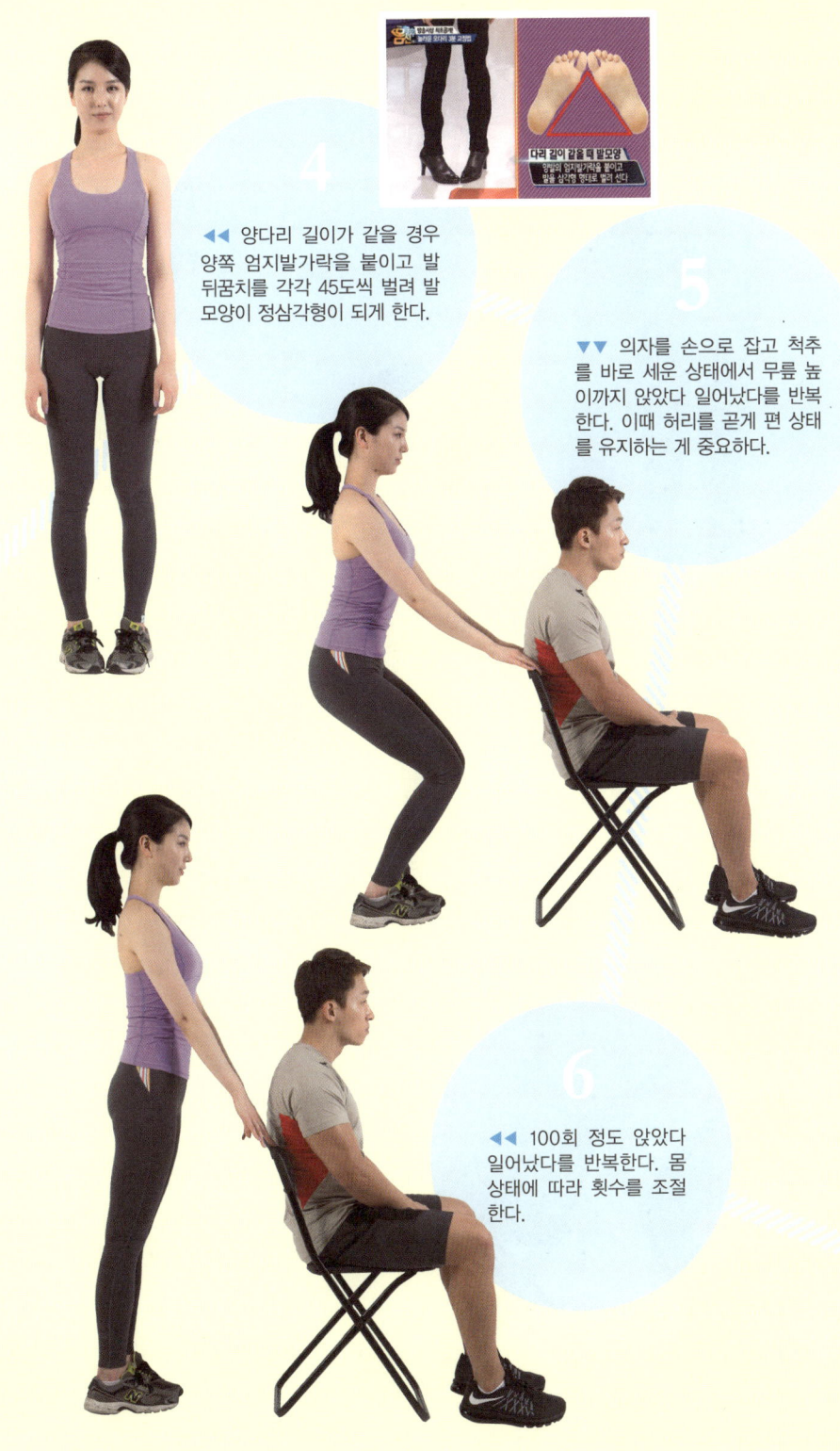

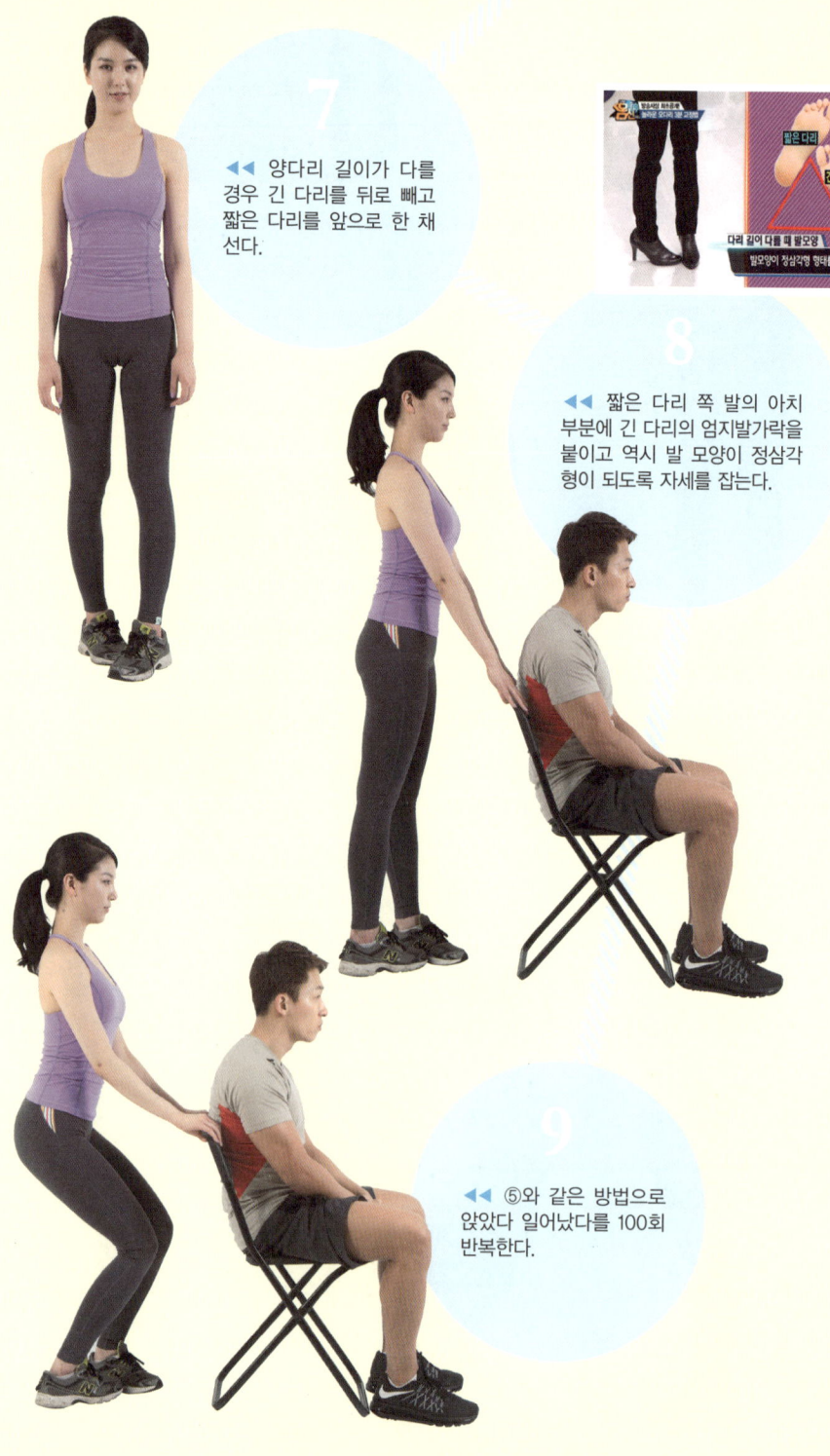

방청객 도전

둘째를 낳은 후 지속적인 무릎 통증에 시달리고 있다는 김정희 주부 (56). 밤에는 잠을 이루기 힘들 정도로 통증이 심하다고 한다. 김 씨의 다리는 한눈에 보기에도 O다리로, 무릎 사이가 4cm가량 벌어져 있었다. 박숙희 몸신의 처방은 '앉았다 일어나기 100회'. 운동 전 김 씨의 다리 길이를 재어보니 양다리의 길이가 완전히 일치해 양발의 엄지발가락을 맞붙인 자세로 3분 동안 운동했다. 그 결과 김정희 주부의 무릎은 O다리였다는 게 믿기지 않을 정도로 완벽하게 붙었다.

대학생 김선경 씨(23) 역시 무릎 사이가 심하게 O자로 벌어져 치마도 입지 못할뿐더러 옷태가 나지 않아 고민이었는데 앉았다 일어나기를 70회 실시한 결과 7cm나 벌어져 있던 무릎이 마법처럼 꼭 붙었다.

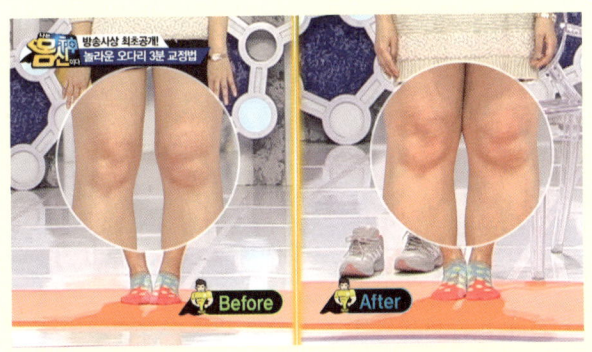

'O다리 3분 교정법' 실시 전후 확연한 차이를 보이는 김정희 주부의 무릎.

음식으로 **관절염** 잡는다

서울에 사는 한종철 씨는 두충차 끓이는 일로 하루를 시작한다. 젊은 시절 왼쪽 눈의 시력을 잃어 원근감을 감지하는 게 어려워졌다는 한 씨. 길을 걷다가도 발을 헛딛는 일이 많아졌고, 자연 허리와 무릎에 무리가 가기 시작했다. 급기야 허리와 무릎 통증이 심해져 계단을 오르내리는 게 힘들어지는 지경에까지 이르렀다.

참기 힘든 통증에 괴로워하며 의사에게 인공관절 수술을 해달라고 호소해보기도 했지만 돌아온 것은 "수술을 하기에는 아직 나이가 젊으니 운동과 약물로 치료해보자"라는 답변이었다. 그때 한 씨의 나이는 30대 후반.

그 무렵 우연히 두충나무가 염증을 가라앉히고 통증을 잡아준다는 이야기를 듣고 반신반의하며 차로 끓여 마시기 시작했다고.

말기 관절염 두충차로 치료

두충차를 복용하고 몇 년이 지난 지금, 한 씨의 관절염은 깜짝 놀랄 정도로 좋아졌다.

"한창 아팠을 때에 비하면 통증이 반의 반 정도로 줄어든 느낌입니다. 이제는 두충차 없이는 하루도 못 살아요. 아침에 잔뜩 차로 끓인 후 밥물로도 쓰고, 찌개에도 넣고 심지어 양치까지 한답니다."

혹시 '약효가 있다고 생각하면 증상도 좋아졌다고 믿는 심리적 현상'인 플라시보 효과는 아닐까? 2009년 한 씨가 병원에서 받았던 진단서에 따르면 당시 한 씨의 무릎 관절염은 '말기 증세'를 보였다고. 그러나 최근 찍은 X-레이 사진을 보면 관절 상태가 그다지 나쁘지 않다는 게 서동원 원장의 판독 소견이다.

한 씨의 두충차 만드는 비법은 바로 11시간 동안 약불에서 두충나무의 속껍질을 덖는 것. 이렇게 긴 시간 동안 덖고 나면 자연 점액질은 없어지고 차로 마시기 좋은 상태가 된다고. 다음은 한 씨가 소개한 두충차 만드는 법이다.

① 소금물에 두충피를 적신 다음 완전히 말린다.
② 두충피를 덖을 때는 일반 프라이팬보다는 두꺼운 맥반석 프라이팬과 휴대용 가스레인지를 사용하는 것이 온도 조절을 할 수 있어서 좋다. 주걱은 나무 주걱을 사용한다.

③ 두충피를 프라이팬에 넣고 뚜껑을 닫은 후 처음 몇 분간은 불꽃을 최대로 하여 급격히 온도를 올려준다. 이때 뚜껑을 절대 열면 안 된다. 안에서 연기가 나는 것이 보이면 불의 세기를 최소로 줄인다.

④ 한 시간 정도 가열하면 물방울이 뚜껑 밑으로 흘러내린다. 이때도 불의 세기는 최소를 유지한다.

⑤ 한 시간에 한 번씩 뚜껑을 열어 나무 주걱으로 뒤섞어가며 여덟 시간 동안 가열한다.

⑥ 불의 세기를 약간 올려서 두 시간 정도 더 가열한다.

⑦ 열 시간이 지나면 타는 냄새가 약간 역하게 나기 시작하지만 이때도 뚜껑을 열면 안 된다.

⑧ 두충피만 남았을 때 뚜껑을 열어 안에 남아 있는 수분을 모두 날려보낸다.

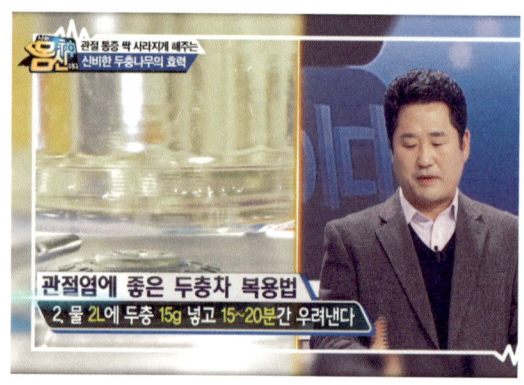

물 2L에 두충 15g을 넣고 15~20분간 우려내 차로 마신다는 한종철 씨.

차를 끓이려면 이렇게 덖어놓은 두충피를 물 2L에 15g가량 넣고 불 위에 올린다. 물이 끓어오르면 불을 줄여서 약불에서 15분에서 20분 동안 더 우려낸다. 빈혈이 있는 사람이 복용할 경우 5분간만 우려내는 게 포인트!

남성 정력에도 좋은 두충

과연 두충나무에는 어떤 효능이 있어 한 씨의 관절염을 이토록 극적으로 호전시켜준 것일까?

두충에는 알칼로이드라는 성분이 다량 함유되어 있다. 바로 이 성분이 염증을 잡아주는 역할을 하며 따라서 통증도 완화되는 것이다.

『동의보감』과 『본초강목』에는 두충을 '강근골(强筋骨)'이라 하여 뼈와 근육을 튼튼하게 해주고, '보간신(補肝腎)'이라 하여 근육을 주관하는 간, 뼈를 주관하는 신장을 보(補)한다고 쓰여 있다. 이 같은 효능 때문에 예로부터 두충은 근골격계 질환을 다스리는 데 많이 사용되어왔다.

한진우 한의사는 "두충은 체력을 보강해줄 뿐 아니라 남성의 '정력'에도 좋다"라고 귀띔한다.

그런데 두충의 속살과 봄에 나오는 어린잎은 날로 먹을 수 있지만 하얀 진액이 나오는 잎사귀나 껍질은 그냥 먹으면 소화가 안 되는 등의 부작용이 생길 수 있으므로 주의해야 한다. 따라서 두충피나 잎으로 차를 끓일 때는 실과 같은 형태의 끈끈한 액이 나오지 않을 때까지 덖어 차로 마실 것을 권한다.

또 두충차를 우릴 때 결명을 몇 알 넣으면 맛도 더욱 구수해지고 빛깔도 먹음직스럽게 변해 먹기 좋다.

관절염 잡는 해산물 삼총사

홍어, 초록홍합, 고등어도 관절염에 좋은 음식이다. 홍어는 여느 생선과 달리 생선뼈의 성분이 인체의 연골과 비슷하다. 또한 관절염 치료제로 알려져 있는 황산콘드로이친 성분이 다량 함유되어 있다.

한편 초록홍합에는 글루코사민이라는 성분이 들어 있어 연골 조직

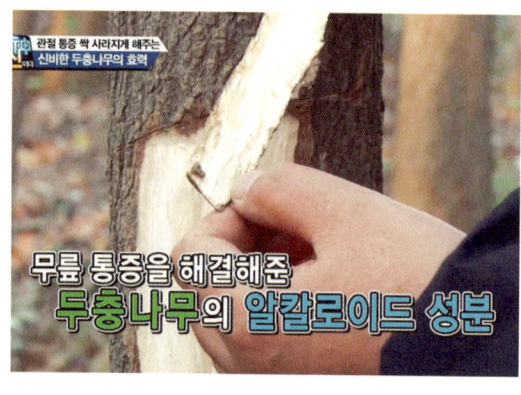

두충나무의 알칼로이드 성분은 염증을 잡아주는 역할을 한다.

재생과 염증, 통증 완화에 도움이 되는데, 특히 황산콘드로이친과 글루코사민 성분을 함께 섭취하면 서로 효능을 강화해주는 시너지 효과가 있다.

또한 널리 알려져 있다시피 고등어나 삼치, 꽁치 같은 등푸른 생선에는 오메가-3 지방산이 많이 들어 있는데 바로 이 성분도 염증을 완화시켜주기 때문에 관절염 환자에게 좋다.

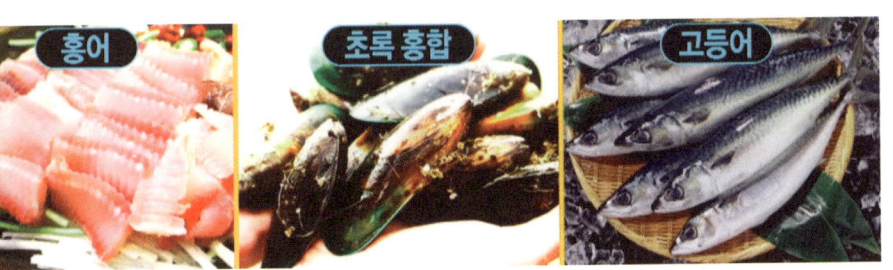

관절염에 효과적인 홍어, 초록홍합, 고등어.

② 혈액순환 돕는 초간단 테이핑 요법

핸드폰 스캔창을 QR 코드에 대면
동영상을 보실 수 있습니다

혈액순환 장애 무엇이 문제인가?

외국에서 실제 일어난 사건. 한 여성이 하이힐을 신고 걸어가다가 넘어졌다. 그때 다리 혈관에 핏덩어리가 뭉치는 작은 혈전이 생겼다. 별일 아니려니 생각한 여성은 무심하게 넘어갔다.

그런데 하찮게 여겼던 이 작은 혈전이 폐혈관을 막아 결국 여성의 목숨까지 앗아갔다. 혈전은 이토록 무서운 것이다.

혈전이란 혈액순환이 원활하지 않아 혈관 안에 쌓인 찌꺼기를 말한다. 이렇게 뭉친 찌꺼기가 마치 마개처럼 혈관을 막아 여러 가지 문제를 일으킨다.

젊고 건강한 혈관을 만져보면 옛날 어머니들이 아기 천기저귀를 고정시킬 때 쓰던 노란 고무줄처럼 탄력 있다. 그런데 나이가 들어가면서 딱딱해지고 내부 통로도 좁아진다.

인제대 백병원 가정의학과 강재헌 교수는 "혈관 내부가 좁아지고 딱딱해지면 혈압이 높아진다. 심장이 펌프 작용을 통해 피를 뿜어내는 데 그만큼 저항이 많아지는 것이다. 그래서 고혈압을 약 등으로 다스리지 않고 방치하면 혈액순환 장애를 겪게 되고 그 결과 관상동맥이 좁아지는 협심증, 뇌동맥이 좁아지는 뇌졸중(중풍) 등의 합병증으로 심하면 사망에 이를 수도 있다"라고 설명한다.

뇌경색부터 심근경색까지! 몸속의 시한폭탄

혈전이 특히 무서운 것은 언제, 우리 혈관의 어디를 막아서 목숨을 위협할지 모르기 때문이다. 혈전이 뇌로 가면 뇌경색, 심장으로 가면 심근경색, 다리로 가면 하지절단에까지 이를 수 있다. 즉 몸속의 시

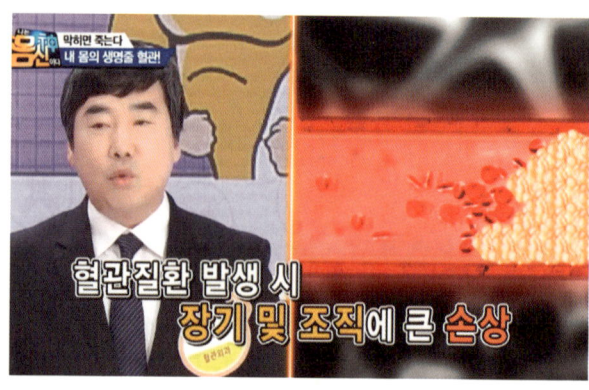

혈전이
뇌로 가면 뇌경색,
심장으로 가면
심근경색을
일으킬 수 있다고
말하는 이태승 교수.

한폭탄이 되는 셈이다.

분당 서울대병원 혈관외과 이태승 교수는 "당뇨와 함께 혈액순환 장애를 겪고 있는 환자의 30%가 당뇨발을 앓게 된다. 당뇨발은 당뇨병 합병증 중의 하나로 점차 발의 감각이 둔해져 상처가 생겨도 잘 모르고 이 상처를 통해 궤양, 괴사 등이 나타나게 되는 것을 말한다. 심각한 경우에는 발목을 절단할 수도 있다. 또한 한 번 앓으면 나았다 하더라도 재발률이 50%나 된다"라며 꾸준한 예방과 관리가 필요하다고 당부한다.

혈전은 특별한 전조증상이 없다. 별다른 자각증상 없이 어느 날 갑자기 사람을 쓰러뜨릴 수 있다.

"겉으로 보기엔 아무 증세가 없는 한 30대 남자 환자가 병원으로 찾아온 적이 있다. 숨이 좀 차고 다리가 붓는다는 게 병원에 온 이유였다. 그런데 CT 등을 찍어보니 폐혈관이 대부분 막혀 있는 지경이었다. 위험천만한 상황이었다. 이렇게 혈전은 특별한 전조증상 없이 찾아오기 때문에 무서운 것이다"라고 이태승 교수는 강조한다.

강재헌 교수 역시 "겉보기에 체격도 좋고 힘도 좋은 사람이 어느 날 갑자기 심근경색으로 쓰러지는 경우도 있다. 겉모습과 혈관 건강은 그만큼 별개다"라며 "그래서 외모 관리보다는 몸 안의 혈관 관리가 훨씬 중요하다"라고 말한다.

폐경 후 여성에게 특히 위험

예전에는 동맥경화나 뇌경색 등의 혈관 질환은 노년기 남성들에게 주로 생긴다고 생각하는 사람들이 많았다. 그래서 붙은 별명이 '할아버지 질환'.

여성에게는 동맥경화가 남성에 비해 적게 발생하는 것은 분명 사실이다. 여성호르몬인 에스트로겐이 동맥경화가 생기는 것을 억제해주기 때문이다.

그런데 여성도 폐경이 되면 에스트로겐 분비가 줄어들어 동맥경화가 급격히 진행될 수 있다. 따라서 폐경 후 복부비만으로 허리둘레가 엉덩이둘레와 같거나 허리둘레가 더 굵은 여성이라면 동맥경화에 의한 심뇌혈관 질환을 누구보다 더 경계해야 한다.

특히 평소 수족냉증이나 손발 저림 등의 증세가 있다면 혈관 관리에 보다 신경 쓰고 1년에 한 번 정도 정기적인 검사를 받는 게 좋다.

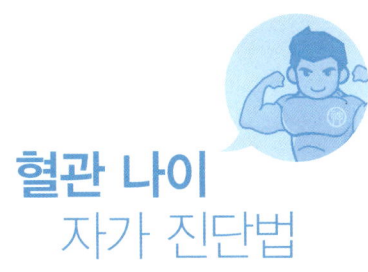

혈관 나이 자가 진단법

혈관 나이란 혈관의 탄성계수를 말하는 것으로 나이가 들면서 정상 혈관에 지방성 물질이 쌓이게 되면 혈관의 탄력성이 떨어지면서 탄성계수가 낮아지게 되는데, 이 점에 착안하여 혈관의 탄성계수를 혈관 나이로 환산한 것이다. 아래 사항을 체크한 다음 해당 점수를 더하면 나의 혈관 나이를 알 수 있다.

나이
①45세 이전(10점) ②46세 이상(20점)

흡연
①안 피운다(0점) ②1년 미만(5점) ③5년 미만(10점)

④ 5~10년(15점)　⑤ 10년 이상(20점)

콜레스테롤

① 200mg/dl 이하(0점)　② 200~240mg/dl(10점)

③ 240mg/dl 이상(15점)

체질량지수(BMI) = 체중 ÷ {신장 m × 신장 m}

① BMI 23 이하(0점)　② BMI 23~27(5점)

③ BMI 27 이상(10점)

혈압

① 130/85mmHg 이하(0점)　② 140/95~160/100mmHg(10점)

③ 160/100mmHg 이상(15점)

식습관(육류 및 피자 등 기름진 음식을 즐겨 먹는 횟수)

① 한 달에 1~2회(0점)　② 일주일에 3회(3점)　③ 거의 매일(5점)

음주(일주일 단위)

① 3회 미만(0점)　② 3회 이상(5점)

스트레스

①별로 받지 않는다(0점) ②자주 받는다(5점)

운동(일주일 단위)

①3회 이상 꾸준히(0점) ②3회 미만(5점)

가족력(성인병에 걸린 가족이 있는지 여부)

①없다(0점) ②있다(5점)

☑ **결과 보기(총점)**

80점 이상 : 55세, 혈관 노화 심각, 전문의 진단 필요
60점 이상 : 45세, 성인병 발병 위험, 건강 진단 필요
30점 이상 : 35세, 방심은 금물, 혈관 노화 예방 노력 필요
30점 이하 : 28세, 젊은 혈관 유지 노력 필요

혈액순환 장애시 나타나는 증세

손발 저림 혈관에 문제가 있으면 손발 저림과 시림 증상이 나타난다. 물론 이 같은 증상은 다른 질환 때문에 생기기도 하지만 대개 혈액이 손발 끝까지 전달되지 않아 나타나는 경우가 많다.

기억력 감퇴 뇌로 가는 혈액 공급이 원활하지 않아 뇌 기능이 서서히 떨어지게 되면서 기억력 감퇴 증상도 생기기 시작한다. 심하면 뇌경색이나 뇌졸중 등으로까지 악화될 수 있다.

뒷목 뻐근함과 어깨 결림 이 역시 뇌로 전달되는 혈액의 순환이 원활하지 않아 생기는 증상이다.

잦은 피로감과 무기력 혈액순환이 원활하지 않으면 혈액 속에는 젖산이라는 물질이 쌓여 피로를 쉽게 느끼고 무기력해진다.

알아두세요

종아리 근육으로 체크하는 혈관 건강

종아리 근육도 혈관 건강과 밀접한 관련이 있다. 늘 종아리 근육을 점검해 봐야 하는 이유다. 그렇다면 과연 내 종아리 건강은 어떤 상태일까?

우선 종아리의 비복근과 가자미근을 힘을 주어 눌러본다. 이때 아픈 곳이 있다면 혈액순환이 안 되고 피가 머물러 있다는 증거다. 근육은 부드러운 상태를 유지하고 있어야 혈액순환이 원활한 것이다.

평소 시간 날 때마다 종아리를 주물러주면 혈관 건강에 도움이 된다.

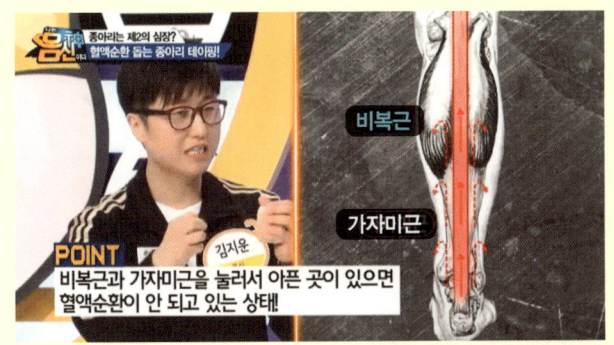

종아리를 눌러 아픈 곳이 있다면 혈액순환이 안 되고 있다는 증거다.

몸신 가족들의 혈관 나이를 공개합니다!

이용식 (64세)

정확한 혈관 나이를 측정하기 위해 몸신 가족들은 병원에서 동맥 경직도 측정 검사를 실시했다. 이 검사는 맥박이 전달되는 속도, 즉 맥파로 혈관의 경직도를 파악하는 것이다.

17년 전 대표적 혈관 질환인 심근경색으로 쓰러졌다가 구사일생한 이후 혈관 관리에 신경을 써온 이용식. 검사 결과, 혈관 나이는 70대지만 비교적 건강한 것으로 나왔다.

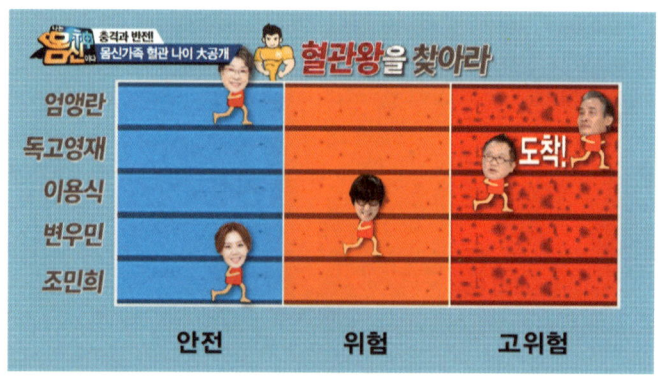

검사 결과, 엄앵란과 조민희의 혈관 상태가 가장 좋은 것으로 나타났다.

독고영재
(63세)

평소 꾸준한 운동으로 혈관만큼은 건강할 것이라고 자신했던 독고영재. 하지만 검사 결과, 몸신들 중 가장 위험한 것으로 나타났다. 건강상 큰 문제가 없어 보였던 독고영재가 이용식과 비슷한 혈관 나이를 보인 이유는 무엇일까?

강재헌 교수는 평소에 표현을 잘하지 않는 성격과 과거의 오랜 흡연 경력이 혈관 건강에 나쁜 영향을 끼쳤을 것이라 분석했다. 다행히 독고영재는 몇 년 전 담배를 끊었다고 한다. 전문가들은 혈관 건강을 위해서는 특히 19세 이전의 흡연은 위험하다고 경고한다.

엄앵란
(80세)

건강관리를 위해 10년 전부터 현미밥을 먹어왔다는 엄앵란. 검사 결과, 나이에 비해 매우 좋은 혈관 상태를 보여주며 40대인 조민희와 비슷한 혈관 나이를 기록했다. 평소 혈액순환이 잘 안 되면 발에 각질도 생기기 쉬운데 엄앵란의 경우 발도 깨끗했다.

변우민
(51세)

장모와 여섯 살밖에 나이 차이가 안 날 만큼 젊은 아내와 살면서 혈관 건강에 자신감을 보였던 변우민은 안전 수준을 조금 벗어난 '위험' 상태인 것으로 드러났다.

혈관 질환 궁금증
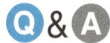

Q 혈관 질환 발병은 날씨와 상관있는가?
A 혈관은 날씨나 기온에 매우 민감하다. 날씨가 추워지면 혈관이 좁아지고 혈류가 줄어들며 혈압이 높아지게 마련이다. 원래 혈관 질환이 없던 사람이 겨울에 갑자기 병이 생기고, 병을 앓던 사람이 더 악화되는 것도 그런 이유에서다.
평소 고혈압, 당뇨, 비만, 흡연 등 심혈관계 질환 위험인자를 가진 환자나 고령자는 겨울철 야외 활동 시 과격한 운동으로 심장에 무리를 주는 것을 피하고, 체온이 급격히 떨어지는 것에 대비하기 위해 스트레칭 등의 사전 준비가 필요하다(강재헌 가정의학과 교수).

Q 혈액순환과 발 관련 질환은 어떤 관계가 있는가?
A 발이 혈관 질환에 취약한 이유는 발에 있는 모세혈관이 매우 가늘기 때문이다. 그래서 당뇨가 있는 사람들에게 발이 썩어들어가는 합병증이 심심찮게 생기는 것이다. 반대로 혈관 건강이 좋으면 발이 매끄럽고 부드럽다. 각질도 별로 안 생긴다. 혈액이 원활하게 순환되고 있기 때문이다(한진우 한의사).

Q 혈관이 정력하고도 연관 있다는 이야기가 있는데 사실인가?

A 맞는 이야기다. 혈관 건강과 성기능은 밀접한 연관이 있다. 나이가 들어 성기능이 떨어지는 원인으로는 혈관의 동맥경화로 혈액 공급이 줄어드는 이유도 있다. 남성의 경우 혈액순환이 잘되어야 성기능도 좋고 발기부전 위험도 낮아진다(강재헌 교수).

Q 성관계를 많이 하면 건강하다고 하던데, 실제 혈관 건강에도 도움이 되는가?

A 성관계가 운동 효과가 있는 것은 사실이다. 하지만 지속 시간이나 강도를 보았을 때 절대 필요한 운동량을 충족시키지 못한다. 별도로 운동해야만 한다(강재헌 교수).

성관계 역시 상당한 힘과 근육을 써야 하는 운동이기는 하지만, 혈관 건강을 위해서는 근육 운동과 유산소 운동 모두 필요하다. 걷기, 수영, 등산 등의 유산소 운동을 하는 데도 요령이 필요하다. 걷기를 할 때 15분 정도는 아주 빨리 걸음으로써 심장이 빠르게 뛰도록 만들어줘야 한다. 이렇게 해야 혈액순환이 촉진되고, 혈관 안에 있는 세포가 산화질소를 많이 발생시켜 혈관 건강을 증진시킨다(이태승 혈관외과 교수).

혈관 질환 이렇게 예방한다

최근 국내의 한 연구결과에 따르면, 40세 이하 급성심근경색 환자의 발병 요인으로는 흡연이 84.6%를 차지해 가장 높게 나타났다. 담배 속에 들어 있는 니코틴은 혈관의 탄력을 유지시키는 내피세포를 파괴하고 혈액응고를 촉진시키는 등 동맥경화 증상을 유발하는 것으로 알려져 있다.

또한 흡연 시 폐로 들어오는 일산화탄소는 산소를 운반하는 헤모글로빈과 결합하면서 체내에 산소 부족 현상을 일으킨다. 동맥경화와 심장 과부하는 심근경색 증상을 유발하는 대표적 요인이다.

음주 역시 심근경색을 일으키는 주원인이다. 특히 최근엔 '폭탄주'처럼 도수 높은 술을 갑자기 많이 마시게 되면 1시간 이내에 심근경색 발생 위험이 72%나 높아진다는 미국 하버드대학 보건대학원의 연구결과도 있다.

 평소 술을 자주 마시지 않는 사람이 갑자기 폭음을 했을 때 이러한 위험은 더 높아지는 것으로 나타났다. 따라서 혈관 질환을 예방하기 위해서는 반드시 금연하고 과도한 음주는 될 수 있으면 피하도록 한다.

장시간 앉아 있는 습관도 위험

 장시간 앉아 있는 습관도 '제2의 흡연'이라 불릴 만큼 혈관에 악영향을 끼친다. 실제로 업무 특성상 장시간 앉아 일하는 근로자가 근무 중 폐색전증(정맥에서 생긴 혈전이 폐동맥을 막아 폐가 기능을 잃은 상태)으로 쓰러져 사망한 일도 있었다.

 이러한 일을 사전에 피하려면 평소 종아리 근육 관리가 중요하다. 종아리는 제2의 심장이라고 불린다. 종아리에 있는 비복근과 가자미근이 근육의 탄력을 이용해 다리까지 흘러온 피를 심장으로 올려주기 때문이다.

 심장에서는 동맥을 통해 보통 120mmHg의 압력으로 피를 온몸으로 내보낸다. 그런데 이렇게 흘러나온 피가 여러 장기와 모세혈관을 거치면서 압력이 떨어져 몸의 말단 부분에서는 20mmHg까지 압력이 내려간다.

머리나 손의 경우 이 정도 압력으로도 비교적 거뜬히 피를 심장으로 돌려보낼 수 있지만 다리는 그렇지 않다. 다리에 위치한 비복근과 가자미근 등의 근육이 힘차게 펌프 작용을 해서 피를 위쪽으로 올려주지 않으면 안 되는 것이다.

따라서 비복근과 가자미근이 약하거나 딱딱하게 굳어 있으면 다리 부분의 혈액을 심장으로 제대로 올려보내지 못해 각종 혈관 질환을 일으키게 되는 것이다.

종아리 근육 단련해주는 까치발 운동

종아리 근육을 단련하기 위해 집에서 간편하게 할 수 있는 운동이 있다. 몸을 쭉 편 상태에서 까치발로 몸을 들었다 내렸다를 반복하는

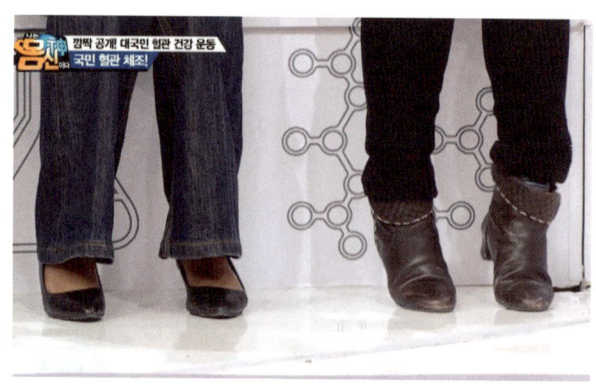

까치발로 몸을 들었다 내렸다를 반복하면 종아리 근육을 단련하는 데 좋다.

것이다. TV를 보면서도, 설거지를 하면서도 쉽게 할 수 있는 초간단 운동법이지만 종아리를 스트레칭해주는 효과는 상당하다.

평소 습관적으로 다리를 꼬고 앉거나 양반다리를 하는 것은 가급적 피하고 다리가 자주 붓거나 쥐가 난다면 매일 발목에서 무릎까지 종아리 근육을 꼬집듯이 꾹꾹 눌러 혈액순환을 도와준다.

족욕 후 다리 마사지로 부종 예방

계속 서 있거나 앉아 있어야 하는 직장인이라면 30분마다 발목을 돌려주거나 발뒤꿈치를 바닥에 대고 발가락을 올리는 등의 간단한 스트레칭을 하는 것도 좋다.

아울러 다리의 혈액순환을 촉진시켜주는 압박스타킹을 착용하거나 족욕 혹은 반신욕을 하는 것도 도움이 된다. 퇴근 후 40℃ 정도의 따뜻한 물에 족욕을 한 후 발바닥이나 다리를 마사지하면 뭉쳐 있던 근육이 풀어지면서 혈액순환이 원활해진다.

자기 전 누운 상태에서 양팔을 90도로 벌리고 무릎을 펴 다리를 90도로 올린 후 발끝을 천장을 향해 세워주는 동작을 반복하는 것도 좋다.

또한 두 손바닥을 밀착해 종아리를 주물러주면 부종 예방뿐만 아니라 매끈하고 건강한 다리를 만들 수 있다.

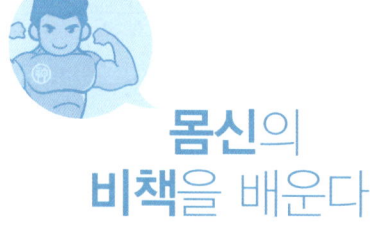

몸신의 비책을 배운다

SOLUTION

김지운 몸신의 혈액순환 돕는 테이핑 요법

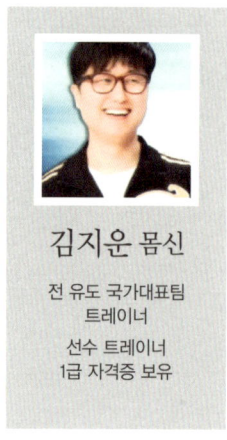

김지운 몸신
전 유도 국가대표팀 트레이너
선수 트레이너 1급 자격증 보유

이렇게 중요한 혈관 건강 그리고 이를 지켜주는 혈관의 보초병 종아리 근육! 그렇다면 종아리 근육을 관리하는 데 좋은 방법은 없을까? 종아리 건강을 단 3분 만에 테이프 하나로 되찾아준다는 몸신이 나타났다.

전 유도 국가대표팀 트레이너(2010~2012년)이자 선수 트레이너 1급 자격증을 보유한 김지운 씨가 바로 그 주인공. 최민호, 송대남, 김

재범, 왕기춘 등 유도 국가대표 선수의 건강관리를 책임지기도 했다.

김지운 몸신은 근육을 한 번 만져보거나 찔러보는 것만으로도 건강 상태를 알 수 있다고 한다.

흔히 운동선수들이라고 하면 몸이 튼튼하고 혈관 건강도 좋을 것으로 생각하기 쉽지만 종아리 근육이 딱딱하게 굳어 있는 경우도 많다고 한다. 근육이 운동을 통해 두껍게 발달된 것과 혈액순환이 제대로 안 돼 딱딱하게 굳어 있는 것은 별개라는 것.

혈관 건강을 위해서라면 근육은 강하고도 부드러워야 한다. 흔히 운동을 많이 하는 사람들은 근육 '강화' 운동에만 집중하고 근육을 부드럽게 풀어주는 스트레칭을 등한시하는 경우가 있는데, 이것이 오히려 근육을 단단히 뭉치게 해 위험을 야기할 수 있다.

테이핑 요법의 원리

테이프를 붙이는 것만으로도 혈액순환이 원활해지고 체열이 올라간다니, 도대체 어떤 원리로 가능한 일일까?

근육이 이완된 상태에서 테이프를 붙이면 테이프가 자연스레 줄어드는 장력에 의해 피부를 들어올리게 된다. 이렇게 피부가 들어올려지면 피부와 근육 사이의 공간이 커지게 되고, 그 공간의 혈액순환이 원활하게 되어 근육의 운동 기능이 되살아나는 것이다.

테이핑 요법은 우리 몸 어디에든 적용할 수 있다. 단, 항상 근육이 이완된 상태에서 붙여야 한다. 3분 정도 테이프를 붙이는 것만으로도 효과가 있지만 그 상태로 2~3일 동안 유지하는 것도 좋다.

테이프를 붙인 상태에서 샤워를 했다면 마른 수건으로 테이프를 눌러 닦은 후 드라이어로 말리면 오랜 시간 떨어지지 않고 부착 상태를 유지할 수 있다. 테이핑 요법용 테이프는 오래 붙여도 부작용이 없기 때문에 길게는 일주일까지 붙여도 된다.

테이프를 제거하는 방법 역시 중요하다. 특수 테이프여서 섣불리 떼어냈다가는 자칫 살점이 떨어질 수도 있기 때문이다.

테이프를 제거할 때는 제거하려는 방향의 반대로 피부를 밀어주면서 가볍게 떼어낸다. 또한 손가락으로 제거 부위를 눌러주면서 천천히 떼어내는 방법도 있다. 너무 빨리 떼어내면 피부가 따갑기 때문에 주의할 것.

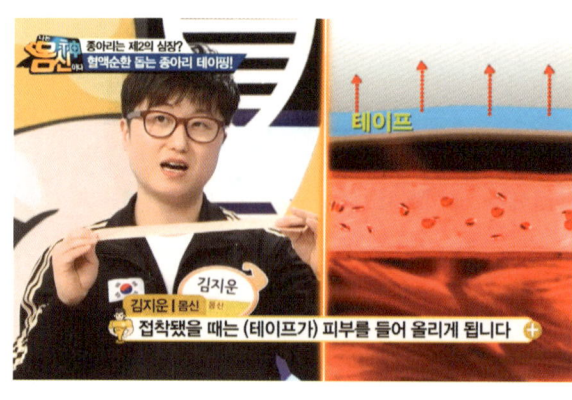

테이프를 붙이면 장력에 의해 피부를 들어올려 혈액순환이 활발해진다.

손발이 찬 사람에게도 효과적

여성들이 흔히 앓는 수족냉증. 손발이 차다는 것은 사지말단에 혈액순환이 잘 안 된다는 뜻이다. 이럴 때 손가락이나 발가락 사이사이에 테이프를 붙여보자. 테이프를 손가락 한 마디 크기로 잘라 붙인다.

단, 압박하듯이 너무 조여서 붙이면 오히려 혈액순환에 방해가 되기 때문에 주의해야 한다. 테이프를 붙이고 조금 지나면 손가락(혹은 발가락)에 온기가 느껴질 것이다.

전문가들은 테이핑 요법이 한의학의 혈자리 자극과도 관련 있다고 설명한다. 한의학에서도 통점(눌러서 아픈 부분)을 누르거나 주물러서 통증 완화와 치료 효과를 본다. 그 혈자리를 몇 개 소개한다.

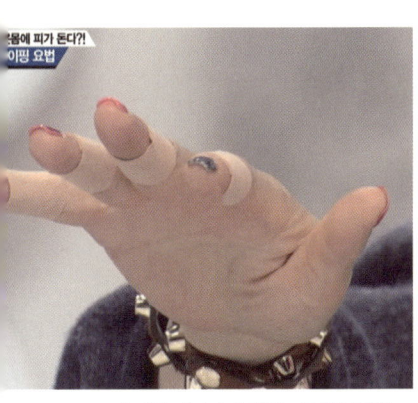
손가락 마디마다 테이프를 붙여주면 수족냉증이 개선된다.

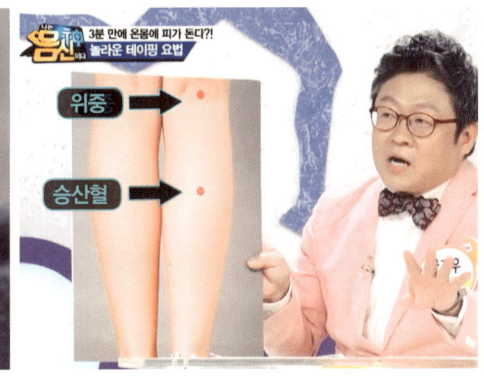
혈액순환에 좋은 위중과 승산혈에 대해 설명하는 한진우 한의사.

무릎의 구부러지는 오목한 안쪽 부분을 '오금'이라 하는데, 그 접히는 부분의 한가운데가 '위중(委中)'이라는 혈자리다. 우리 인체에는 300개가 넘는 혈자리가 있는데, 긴급 상황에서 그중 딱 네 곳에만 침을 꽂으라고 할 때 한의사들이 선택하는 혈자리 중 하나가 바로 이 위중이다. 이곳을 누르면 전신의 혈액순환을 도와주고 무릎 질환과 다리근육 질환 완화에도 효과적이다.

또한 무릎이 시작하는 곳에서 아킬레스건 사이의 위쪽 3분의 1 지점을 '승근(承筋)'이라고 하며, 여기서 좀 더 내려와 비복근이 갈라지는 부분을 '승산혈(承山穴)'이라고 한다.

한자리에 오래 앉아 있다가 일어나려면 다리가 저리곤 하는데, 이때 이 승근과 승산혈을 눌러주면 바로 풀린다. 또한 다리의 부기를 빼줄 뿐만 아니라 주기적으로 자극을 주면 요통이나 치질에도 효과가 있다.

한의학에서는 '기일즉체(氣逸卽滯)'라 하여 '평상시 게으르거나 일을 안 하면 기가 정체된다'라고 경고한다. 혈액도 한곳에 너무 오래 머무르면 병이 된다. 지금부터라도 운동 등을 통해 꾸준히 관리하면 누구나 건강한 혈관을 가질 수 있다.

따라 해보세요

혈액순환에 좋은 종아리 테이핑 요법

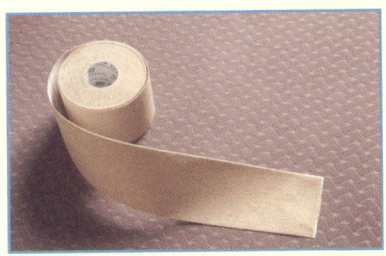

1 약국이나 대형마트에서 파는 '스포츠 테이프'를 준비한다. 일반 테이프를 사용하면 피부 트러블을 일으킬 수 있기 때문.

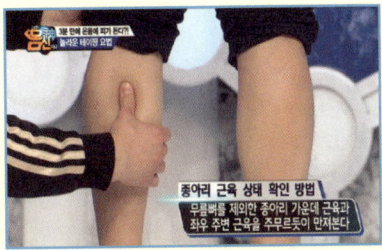

2 종아리의 비복근과 가자미근을 중심으로 마사지를 해서 뭉쳐 있는 근육을 풀어준다. 종아리 가운데 근육과 좌우 주변 근육을 주무르듯이 만져주는 방식이다.

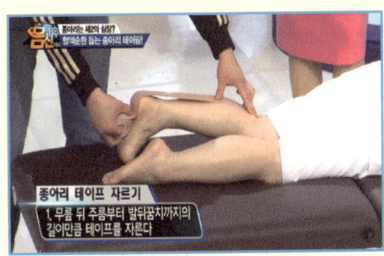

3 테이프를 무릎 뒤 주름부터 발뒤꿈치를 덮는 길이만큼 자른다.

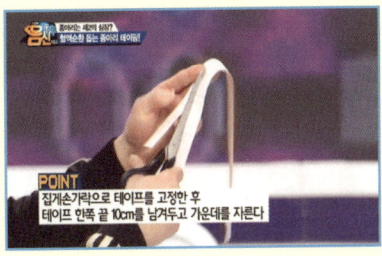

4 테이프 한쪽 끝을 10cm만 남기고 나머지 부분은 가운데를 길게 자른다. 이렇게 끝부분을 남긴 이유는 발뒤꿈치의 접착력을 높이기 위해서다.

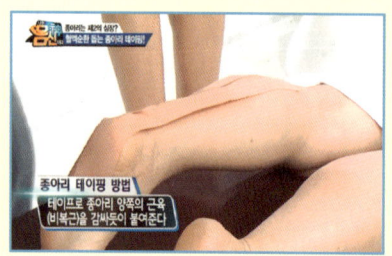

5 근육이 늘어진 상태에서 테이프를 끝이 붙어 있는 부분부터 발뒤꿈치에 붙이고 다리 위로 거슬러 올라가면서 종아리 양쪽의 근육(비복근)을 감싸듯이 붙여준다.

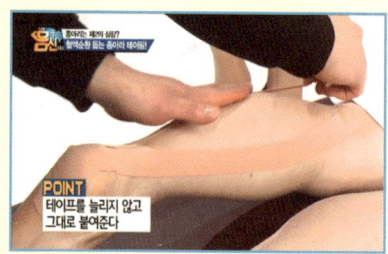

6 테이프를 당겨서 늘리지 않고 자연스럽게 붙인 후 테이프가 잘 고정될 수 있도록 꾹꾹 눌러준다.

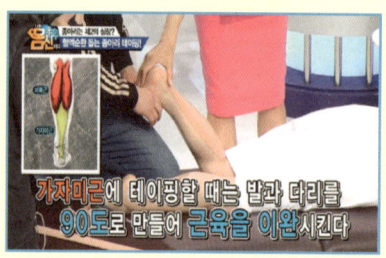

7 비복근 테이핑이 끝났다면 이번에는 가자미근에 테이프를 붙일 차례. 가자미근에 테이핑할 때는 발과 다리를 90도 각도로 꺾어 근육을 이완시킨다.

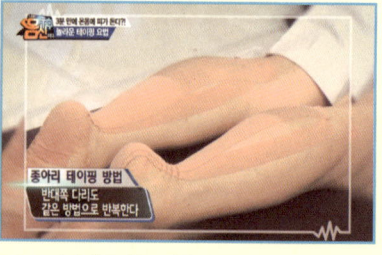

8 가자미근에는 가운데를 자르지 않은 테이프를 이용해 종아리 한가운데에 일직선으로 붙인다. 역시 꾹꾹 눌러 잘 고정되게 한다. 반대쪽 다리도 똑같이 붙인다.

방청객 도전

주부 김오선 씨(65)는 평소 다리와 팔이 자주 뭉치고 요리를 하다가도 손이 굳어버려 멈출 때가 있다고 한다. 오래 걷거나 무리하면 다리가 붓는 데다 고혈압까지 앓고 있다고.

김 씨의 정확한 혈액순환 상태를 파악하기 위해 적외선 체열 진단기로 사진을 찍어보았다. 체온이 낮은 팔과 다리 쪽이 파랗게 나왔다. 얼굴 일부에도 푸른빛이 돌았다. 바로 이렇게 차가운 색깔로 나타나는 부분이 혈액순환이 안 되는 곳이다.

김오선 주부의 종아리에 테이프를 붙인 후 5분이 지나 다시 체열 사진을 찍었다. 그 결과는 놀랍게도 테이프를 붙인 것 외에는 아무 조치도 취하지 않았는데 차가웠던 손발과 얼굴 부분의 체열이 올라 사진이 붉은색으로 변했다!

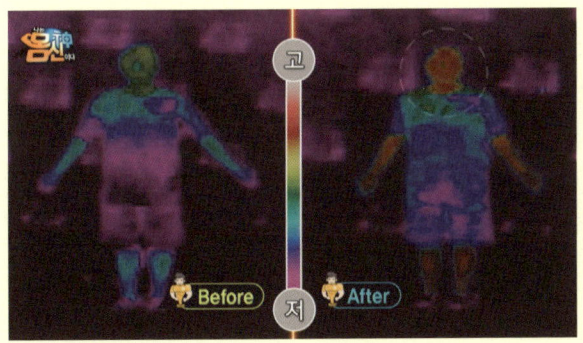

테이핑 요법 전후의 적외선 체열 진단기 촬영 결과.
혈액순환이 안 돼 푸른색으로 보이던 곳이 붉은색으로 변했다.

몸신 가족 도전

몸매도 확연히 다르고 평소 운동량도 차이가 나는 이용식과 같은 연령대 혈관 나이를 판정받고 스스로도 놀란 독고영재. 역시 테이핑 요법을 받아보기 위해 나섰다.

몸신이 종아리를 만져보니 양쪽 다 딱딱한 상태였지만 오른쪽이 좀 더 굳은 상태. 주무르면 통증이 느껴진다고 했다. 체열 사진을 찍어보니 역시 얼굴과 손발 등 혈액순환이 안 되는 부분이 푸른색으로 나타났다.

몸신의 테이핑을 받고 5분이 경과하자 온몸에 후끈후끈 열이 나는 느낌이 들었다는 독고영재. 심지어 얼굴이 눈에 띄게 붉어지기도 했다. 테이핑 후 다시 체열 사진을 찍어보니 전신이 노란색과 붉은색으로 변했다. 혈액이 원활하게 순환되어 체열이 올랐다는 증거!

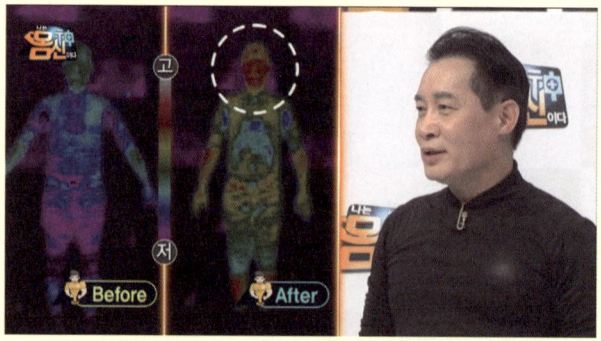

테이핑 요법 전후에 찍은 독고영재의 체열 사진.
푸른색으로 보이던 곳이 테이핑 후 노란색과 붉은색으로 바뀌었다.

> 따라 해보세요

뭉친 목과 어깨 풀어주는 테이핑 요법

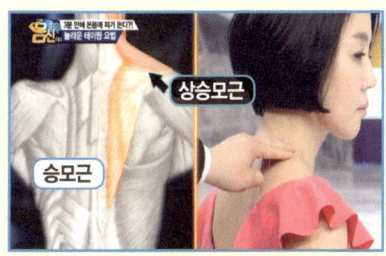

1 상승모근은 목과 견갑골(날개뼈) 사이에 있는 근육이다. 이곳을 잘못 관리하면 두통, 수면장애, 어깨 통증이 생긴다.

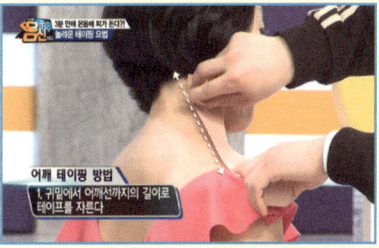

2 귀밑에서 어깨선까지 길이로 테이프를 자른다.

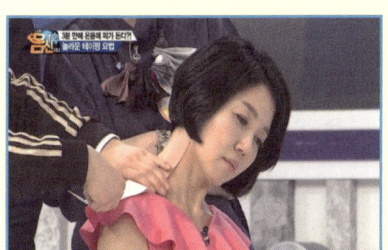

3 근육이 늘어난 '신전(伸展) 상태'일 때 테이프를 붙인다. 어깨 양쪽으로 붙이고 테이프가 잘 붙도록 꾹꾹 눌러준다.

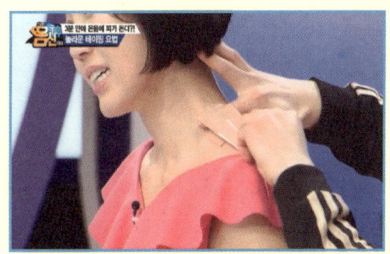

4 테이프를 떼어낼 때는 손가락으로 테이프를 눌러주면서 떼어낸다.

음식으로 혈관 건강 잡는다

 혈관 건강을 위해 가장 중요한 것은 싱겁고 담백하게 조리해서 먹는 것이다. 혈관에 좋지 않은 음식으로는 잘 알려져 있다시피 짜고 기름진 음식을 꼽을 수 있다. 전문가들은 하루에 소금 3g만 줄여 먹어도 심혈관계 질환의 사망률을 최대 4.4%까지 줄일 수 있다고 한다. 국과 찌개 등을 통해 한 끼에 섭취하는 소금의 양은 보통 1.3~2.2g 정도. 우리나라 국민 한 명당 일일 나트륨 섭취량은 4.87g으로 세계보건기구의 권장량인 2g보다 2.4배 높은 수준이다.

 같은 이유에서 젓갈도 주의해야 한다. 흔히 발효식품이라고 하면 모두 몸에 좋은 것으로 생각할 수 있지만 젓갈과 같이 소금에 절인 음식은 염도가 높은 데다 음식을 삭히는 과정에서 혈액을 탁하게 만드는 성분이 유발될 수 있다.

소금 섭취 줄이고 튀긴 음식 피해야

혈전을 막기 위해서는 불에 직접 닿게 고기를 구워 먹으면 안 된다. 불에 그을리는 과정에서 혈액을 걸쭉하게 만드는 성분이 생겨나고 고기에 붙는 그을음도 혈전을 유발하기 때문이다.

포화지방산이나 콜레스테롤이 많이 함유된 음식도 당연히 피해야 한다. 튀긴 음식이 그 예다. 특히 여러 번 같은 기름에 튀겨서 조리한 음식은 가급적 피하는 게 좋다.

그렇다면 혈관에 좋은 음식으로는 무엇이 있을까? 채소와 과일은 어떤 질환을 이야기하든 빠지지 않고 등장하는 건강식품. 특히 귤, 오렌지, 양파, 감자, 고구마, 브로콜리, 피망, 토마토 등이 피를 맑게 해주는 식품들이다. 이들 식품은 활성산소를 제거하고 나트륨 배출을 도와주는 역할도 한다.

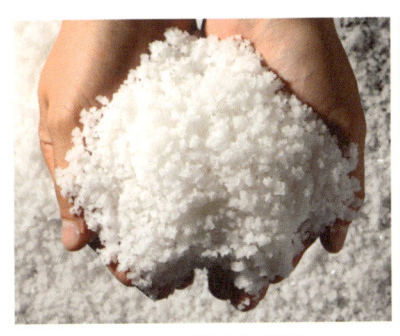

소금 섭취만 줄여도 심혈관계 질환을 예방할 수 있다.

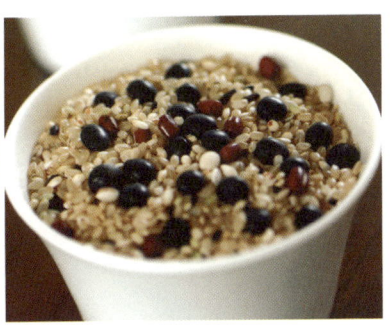

혈관 건강을 위해 흰쌀밥보다 현미밥을 먹는 게 좋다.

곡물을 먹을 때는 흰쌀이나 완전 도정한 밀가루보다 현미, 보리, 귀리 등이 좋다. 40대의 혈관 나이를 자랑하는 엄앵란의 경우 10년 동안 현미식을 해왔다고.

불포화지방산이 다량 함유된 식품을 먹는 것도 도움이 된다. 꽁치, 청어, 고등어, 참치, 연어 등 등푸른 생선이 대표적인 식품이다. 이들 식품에 들어 있는 오메가-3 지방산은 혈전이 생기는 것을 막고 혈관에 노폐물이 쌓이지 않도록 도와준다.

생선이 아무리 몸에 좋다고 해도 튀겨서 요리하는 것은 되도록 피한다. 기름을 두르지 않고 굽거나 찌는 방법으로 조리해서 일주일에 두세 번 정도 챙겨 먹는 게 가장 좋다.

③ 복부비만 잡는 5분 복식호흡법

핸드폰 스캔창을 QR 코드에 대면
동영상을 보실 수 있습니다

복부비만
무엇이 문제인가?

세계보건기구에서 21세기 신종 전염병이라고 지칭한 '소리 없는 침묵의 살인자'. 바로 비만을 부르는 이름이다. 2014년 국민건강보험공단이 발표한 데 따르면 우리나라 성인 남자 중 38.1%가, 성인 여자 중 25.9%가 비만인 것으로 나타났다. 3명 중 1명이 비만인 셈이다.

보다 심각한 문제는 점점 서양화되어가는 식단과 운동 부족 등으로 이런 비만화의 진행 속도가 빨라지고 있다는 점이다. 이 속도대로라면 10년 후 우리나라 국민 2명 중 1명이 비만으로 인해 고통을 받을 것이라는 무서운 이야기도 나오고 있다.

신체 부위의 살 중에서도 가장 골칫거리인 뱃살. 나이가 들면 누구나 고민하게 되고 아무리 노력해도 잘 안 빠지는 게 뱃살이다. 겉으로는 마른 체형인데도 뱃살이 있는 사람 역시 적지 않다.

몸의 면역력 떨어뜨리는 뱃살

살이 찐다는 것은 음식으로 섭취하는 열량보다 활동이나 신진대사를 통해 소비하는 열량이 적을 때 지방세포에 지방이 쌓이는 현상이다. 그중에서도 뱃살은 지방이 복부에 과다하게 몰려 축적된 것인데 전문가들은 특히 이 뱃살이 건강에 치명적이라고 경고한다. 왜 그럴까?

한의학에서 말하는 '중초(中焦)'란 음식의 흡수와 배설을 맡는 소화기를 총칭하는 부위로서, 심장에서 배꼽 사이를 가리키는 말이다. 이 중초가 음식물에서 영양을 얻어 전신에 배포해주는 역할을 하는데, 복부비만이 되면 중초의 기능이 떨어지면서 체력이 저하된다. 그 결과 면역력도 함께 떨어져 각종 질병에 쉽게 노출되는 것이다.

뱃살, 즉 복부지방은 피하지방과 내장지방으로 나뉜다. 신체 다른

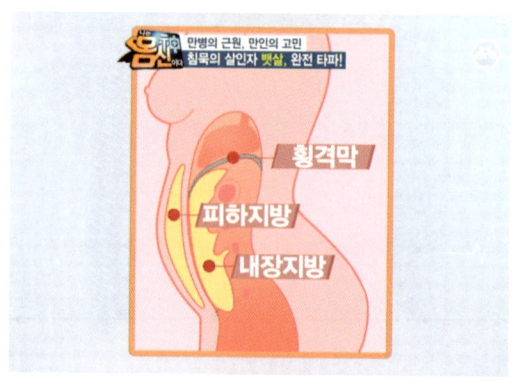

피하지방과 내장지방으로
나뉘는 복부지방.

부위에 살이 찐다고 하면 보통 피하지방이 두꺼워지는 것을 뜻하지만 배는 다르다. 피하지방과 내장지방 모두가 축적된다.

피하지방은 피부와 근육층 사이에 존재하는 지방을, 내장지방은 근육층 안쪽에 내장과 함께 존재하는 지방을 뜻한다. 배에 살이 찌는 것은 이 두 부분 모두에 지방이 쌓이는 것이다.

사람들이 다이어트를 한다고 하면 뱃살과 함께 팔뚝이나 허벅지에 만져지는 살을 빼려고 하는데, 사실 배를 제외한 나머지 신체 부위의 살은 건강에 그다지 큰 영향을 미치지 않는다.

속으로 찌는 내장지방이 더 무서운 이유

건강에 보다 위협적인 것은 근육 안에 숨어 있어 겉으로 드러나지 않는 내장지방이다. 내장지방은 복강 안쪽에 쌓이기 때문에 혈액으로 녹아들어가기 쉽다. 이렇게 되면 혈중 콜레스테롤 수치가 높아지고 인슐린의 분비가 어려워진다. 당연히 고혈압, 당뇨병, 고지혈증 등의 심각한 합병증이 생기고 뇌졸중, 심근경색까지 발생한다.

한 통계에 따르면 내장비만인 경우 보통 사람에 비해 당뇨병은 5배, 고혈압은 3.5배, 심장병은 2배 이상 발병률이 높아진다고 한다. 남성은 발기부전 등 성기능과 관련한 문제가 발생할 수도 있다.

뿐만 아니라 내장지방이 과도하게 축적되면 횡격막이 과다 신장되어 정상적인 호흡운동에 지장이 생길 수 있으며, 이에 따라 수면 중 심하게 코를 골다가 호흡이 멈추는 수면무호흡증을 유발하기도 한다. 이 밖에도 내장지방은 대장암과 전립선암, 유방암 등에 걸릴 위험을 높이는 것으로 보고되고 있다.

그런데 이처럼 심각한 증세가 나타나기까지 특별한 염증이나 통증이 수반되지 않다 보니 평상시 관리를 소홀히 하기 쉽고, 증상이 빠른 속도로 악화되어 목숨을 위협하기도 하는 것이다. 이 때문에 내장지방을 '침묵의 살인자'라고 부르는 것이다.

복부비만 자가 진단법

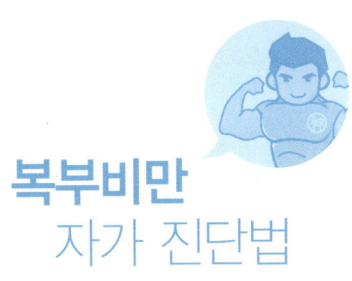

자신이 복부비만인지 아닌지 알아보기 위한 가장 간단한 방법은 허리둘레를 재어보는 것이다. 허리둘레를 잴 때는 허리 양쪽의 뼈가 만져지는 부위, 즉 '장골능(腸骨稜)' 위쪽으로 해서 배꼽을 지나는 선을

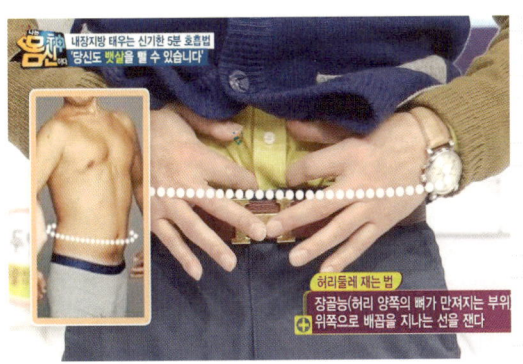

복부비만 판정 기준

남자
90cm(35.4인치) 이상

여자
85cm(33.5인치) 이상

잰다. 이렇게 측정한 결과 남자의 경우 90cm(35.4인치), 여자의 경우 85cm(33.5인치) 이상이면 복부비만이라고 진단한다.

내장지방 간단 측정법

복부지방 중에서도 가장 문제가 되는 내장지방은 어떻게 측정할까? 장두열 대한비만체형학회 명예회장은 "내장지방의 양을 정확하게 파악하기 위해서는 CT나 MRI 촬영을 해야 하지만 손으로 배를 잡아보는 간단한 자가 진단만으로도 내장지방이 어느 정도 되는지 알아볼 수 있다"라고 말한다.

먼저 배에 힘을 주지 않은 편안한 상태에서 배를 한 손으로 가볍게 잡았을 때 손에 잡히는 부분이 피하지방이다. 이 상태에서 힘을 주어

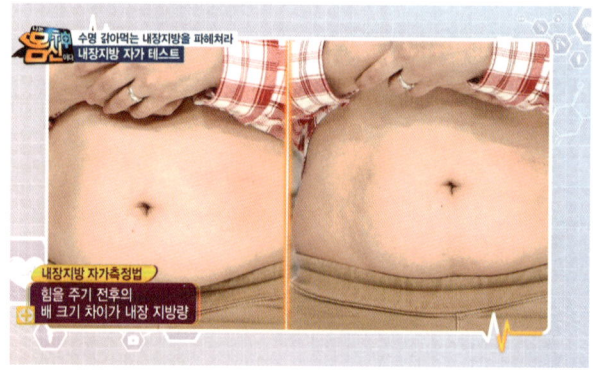

힘을 주기 전후의 배 크기 차이에 따라 내장지방의 양을 어느 정도 알 수 있다.

배를 쑥 집어넣어본다. 이때가 내장지방이 없을 때의 배다. 여기서 다시 힘을 빼 원래 상태로 돌아간다. 이렇게 힘을 주었을 때와 주지 않았을 때의 차이를 보면 내장지방의 양을 어느 정도 알 수 있다. 하지만 내장지방이 아주 심한 경우는 오히려 차이가 없어 보이기도 한다.

다른 곳은 모두 말랐는데 유독 배만 ET처럼 튀어나와 있다면 내장지방형 비만일 가능성이 상당히 높다. 이 같은 내장지방형 비만의 경우 성인병에 걸릴 확률이 높기 때문에 더욱더 꾸준한 관리가 필요하다.

몸신 가족들의
내장지방량을 공개합니다!

이용식 (64세)

배에서 힘을 쭉 뺀 상태에서도 피하지방이 거의 손에 잡히지 않는다. 무엇인가로 꽉 들어찬 듯 단단하다. 바로 내장지방으로 배가 꽉 찼다는 뜻이다.

장두열 원장은 "이런 체형은 대부분 어릴 때는 살이 별로 찌지 않았다가 성인이 되어 내장지방이 심하게 축적된 경우다. 비만관리가 전혀 안 된, 건강에 매우 좋지 않은 상태의 배다"라고 진단한다.

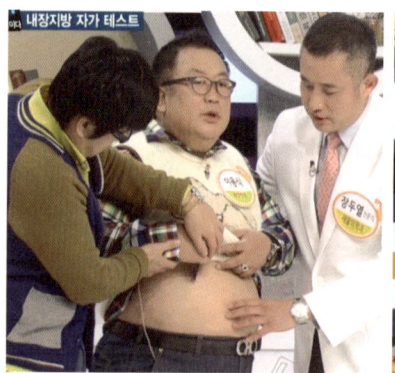

내장지방이 많이 축적된 이용식.

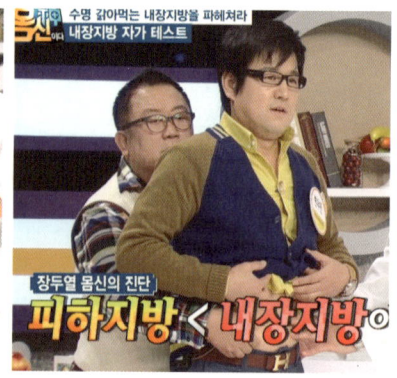

내장지방이 피하지방보다 약간 많은 변우민.

변우민
(51세)

운동으로 평소 건강을 다져온 변우민. 배를 손으로 쥐어본 결과 내장지방이 피하지방보다 약간 많은 것으로 드러났다. 중년 이후 살이 찐 경우로, 우리나라의 40, 50대 남성들에게서 흔히 발견할 수 있는 상태의 배다.

김형자
(66세)

윗배가 손에 많이 잡히는 편. 아랫배는 살이 별로 없고 윗배에 피하지방이 많다. 비교적 뱃살 관리를 잘한 60대 여성의 경우다.

조민희
(46세)

내장지방은 별로 없고 피하지방만 있다. 성악을 전공해 꾸준한 복식호흡으로 단련해왔기 때문에 건강한 몸을 유지할 수 있었던 듯하다. 40대 여성으로서는 매우 훌륭한 상태의 배라 할 수 있다.

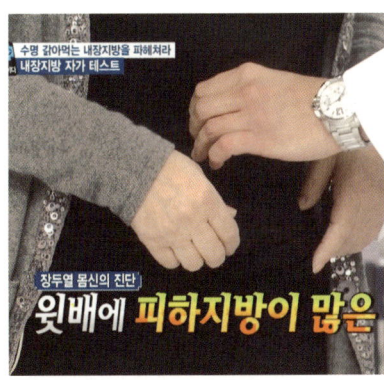
윗배에 피하지방이 많은 김형자.

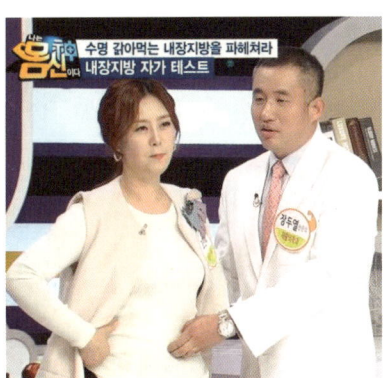
내장지방이 별로 없는 조민희.

복부비만 궁금증 Q&A

Q 갱년기 이후 갑자기 뱃살만 찌는 여성들이 많은데 무슨 이유 때문인가?

A 여성호르몬인 에스트로겐은 여성의 가슴과 둔부의 지방 형성을 촉진하고 복부 지방의 분해를 유발하는 역할을 한다. 그런데 여성이 갱년기가 되면 에스트로겐의 분비가 급격히 감소하면서 복부 지방이 늘어나는 결과가 생긴다.

폐경이 되면 1년에 약 800g 정도의 체중이 증가하며 특히 복부 지방이 증가한다. 폐경기 여성에게 호르몬 대체요법을 할 경우 허리둘레는 감소하고 둔부는 커지면서 지방 분포가 개선되는 효과가 있다(장두열 대한비만체형학회 명예회장).

Q 살이 잘 찌는 체질이라는 게 따로 있나?

A 지방이 복부에 유독 잘 쌓이는 사람들도 있다. 유전적 영향이다. 하지만 현대인들은 탄수화물 과다 섭취와 스트레스 때문에 내장비만이 생기는 경우가 많다.

놀라운 사실은 우리나라의 비만 인구가 미국에 비해 절반이 채 안 되는데도 비만 관련 질병에 걸리는 비율은 미국과 비슷하다는 점이다.

즉 한국인은 체질적으로 소위 '마른 비만'이 많다는 뜻이다.

특히 20대 여성들의 마른 비만이 심각하다고 한다. 국내의 한 연구결과에 따르면 20대의 23.8%가 마른 비만인 것으로 나타났다. 그 이유는 바로 다이어트 때문이다. 원푸드 다이어트, 단식 등을 하면서 상대적으로 운동을 하지 않기 때문에 체형이 변한 것이다.

단순히 체중을 줄이는 데 초점을 맞추느라 고른 영양 섭취와 운동을 소홀히 한 것이다. 이렇게 되면 근육은 줄어들고 체지방은 늘게 된다. 체지방이 많으면 조금만 먹어도 살이 찌게 된다.

바로 여기서 요요현상이 생기는 것이다. 지방이 많다는 것은 근육이 있어야 할 자리에 지방이 들어차 있다는 것을 뜻하며, 이는 운동을 하지 않으면서 잘못된 다이어트를 병행하면 체중이 정상이라도 비만에서 벗어날 수 없는 악순환이 이어진다는 것을 말한다(이진한 의학 전문기자).

Q 다크초콜릿을 먹으면 살이 안 찐다고 하는데 사실인가?

A 우유와 설탕이 들어 있지 않은 다크초콜릿은 뱃살을 빼는 데 도움이 된다. 이처럼 다크초콜릿이 다이어트에 효과적인 이유는 비만을 예방하는 인슐린 민감도가 높기 때문이다. 다크초콜릿을 먹은 사람들은 일반 초콜릿을 섭취한 이들에 비해 인슐린 민감도는 높아지는 반면 인슐린 저항성은 낮아지는 것으로 나타났다. 인슐린 민감도가 낮아지면 비만, 당뇨병의 원인이 된다.

뿐만 아니라 초콜릿의 주 원료인 카카오에는 폴리페놀이라는 성분이 함유되어 있는데 이것이 암, 노화 등의 원인이 되는 활성산소를 억제하고 심혈관계 질환을 예방하는 데도 도움을 준다.

따라서 배가 허전할 때 일반 초콜릿이 아닌 다크초콜릿을 먹으면 살은 찌지 않으면서 식욕을 억제할 수 있다(임경숙 식품영양학과 교수).

Q 지방흡입으로 살을 빼려는 사람들도 있다. 과연 이 방법으로 살을 뺄 수 있는가?

A 지방흡입으로 뺄 수 있는 지방은 내장지방이 아니라 피하지방이다. 앞에서도 말했듯 정작 건강에 해로운 것은 피하지방이 아니라 내장지방이기 때문에 건강이 목적이라면 지방흡입술은 큰 도움이 안 된다(오한진 가정의학과 전문의).

Q 다이어트를 위해 장을 물리적으로 비우는 '장 청소'를 하는 사람도 있다. 이 방법으로도 살이 빠지나?

A 장 청소는 비만과 관련이 없다. 장 청소를 통해 빼내는 노폐물은 어차피 대변의 형태로 제거될 분비물이다. 따라서 지방 감소나 살 빼기와는 아무런 연관이 없다(한진우 한의사).

복부비만 이렇게 **예방**한다

뱃살이 찌는 것을 막기 위해서는 '어떤' 음식을 먹느냐 못지않게 '어떻게' 먹느냐도 중요하다. 어떤 음식을 먹든 다음과 같은 수칙을 반드시 지키도록 한다.

먼저 식사는 가급적 천천히 한다. 뇌가 포만감을 느끼고 음식을 그만 먹으라고 명령을 내리는 데는 시간이 걸린다. 따라서 음식을 빨리 먹다 보면 이미 배가 부른데도 포만감을 느끼지 못해 과식을 하게 된다. 음식은 30번 이상 꼭꼭 씹어서 먹고 전체 식사 시간이 20~30분 이상 지속되도록 한다.

그리고 음식을 씹는 동안 손에서 젓가락을 내려놓는다. 이렇게 하면 입속에 음식이 있는 상태에서 다른 반찬을 또 집어 먹는 것을 막아준다.

아침은 반드시 먹고 끼니는 규칙적으로 조금씩

살이 찌는 원인 중 하나는 불규칙한 식사습관이다. 다이어트를 하려면 끼니를 거르지 말고 규칙적으로 조금씩 먹어야 같은 양의 음식을 먹어도 지방으로 축적되지 않는다. 아침을 굶지 말라는 것도 이런 이유에서다. 끼니를 건너뛰면 다음 식사 때 더 몰아서 과식하게 마련이다.

식사와 식사 사이의 공복 시간이 길어 배가 고프다면 이를 참지 말고 간식을 챙겨 먹는 게 낫다. 배고픔을 참다가 식사를 하면 평소 먹던 양보다 많이 먹게 되기 때문. 이때는 칼로리가 높은 간식 대신 저지방 우유나 방울토마토 등 저칼로리 간식을 먹으면 건강에도, 다이어트에도 도움이 된다.

또한 혼자 식사하지 않고 가족들과 대화하며 밥을 먹는 것도 식사를 천천히 할 수 있고 시간도 늘릴 수 있어 과식 예방에 효과적이다.

저녁 식사 후에는 바로 양치질을 한다. 식사 후 양치를 늦게 할수록 남아 있는 식욕 때문에 주전부리를 하게 될 가능성이 높기 때문. 저녁 식사를 하자마자 양치질을 하면 식욕이 사라져 다이어트에 도움이 될뿐더러 치아 건강에도 좋다.

살찐 사람들 중에는 야식을 즐기는 사람이 많다. 야식이야말로 복부비만의 최대 적이다. 자기 전에 먹으면 당연히 소화도 안 되고 열량을 연소시키지 못한 상태로 잠이 들어 뱃살이 찔 수밖에 없다. 아침은 건너뛰고 저녁 이후에 하루 필요 칼로리의 50% 이상을 섭취하고 있다면 위험 신호이니 당장 식습관부터 바꾸도록 한다.

라면에는 팽이버섯을 넣어 먹는다

체중 조절을 위해 다이어트를 할 때 가장 마음을 흔들리게 하는 음식 중 하나가 라면이다. 아무리 애를 써도 라면을 도저히 끊지 못한다면 라면을 끓일 때 면을 절반만 넣고 부족한 양은 팽이버섯으로 채우는 방법을 시도해볼 것.

팽이버섯을 넣고 끓인 라면은 모양과 색은 일반 라면과 비슷하면서도 식감은 오히려 뛰어나고, 탄수화물 섭취는 줄이는 반면 영양은 보충해주니 일석이조의 효과를 누릴 수 있는 메뉴다.

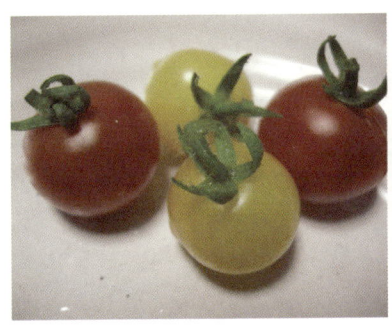

배고플 때는 방울토마토를 먹으면 건강에도, 다이어트에도 도움이 된다.

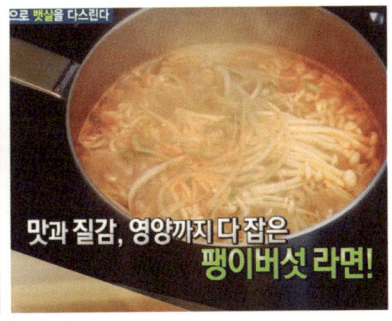

살찌는 것이 걱정된다면 라면을 절반만 넣고 나머지는 팽이버섯을 넣어 끓인다.

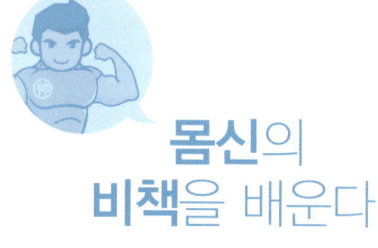

몸신의 비책을 배운다

SOLUTION 1

성학수 몸신의 뱃살 빼는 5분 복식호흡법

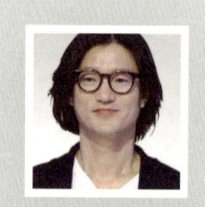

성학수 몸신
미국 펜실베이니아
자이로토닉 국제본부 회원
독일 라인탈클리닉
척추측만증 코스 이수

내 몸에 내장지방이 많다고 절망할 필요는 없다. 왜냐하면 내장지방이 피하지방보다 오히려 빼기 쉽기 때문이다.

그렇다면 어떻게 하면 내장지방을 뺄 수 있을까? 뱃살을 빼기 위해선 장기간 식이요법을 실천하고 적절한 운동을 병행해야 하지만 일단 자세를 바로잡는 것만으로도 상당 부분 효과를 볼 수 있다. 그 비법을 알려줄 몸신은 '자이로토닉(Gyrotonic)' 전문가 성학수 씨.

자이로토닉은 일반적인 요가나 필라테스처럼 인체 중심부의 핵(核)을 이용해 자세를 바로잡고 몸을 단련하는 운동이다. 요가 등과 다른 점은 자이로토닉이라는 특수 기구를 이용하기 때문에 좀 더 효과적이고 안전하게 운동할 수 있다는 것이 성학수 몸신의 설명.

그는 미국 펜실베이니아 자이로토닉 국제본부 회원이며, 독일 라인탈(Rheintal)클리닉 척추측만증 코스와 일본 도쿄 자이로토닉 국제강사 코스를 이수했다. 그 자신이 자이로토닉 효과를 톡톡히 본 '산증인'으로 한때 80kg까지 나갔던 체중을 자이로토닉으로 감량, 현재의 몸매로 만들었다고 한다.

단 5분 호흡으로 45분 이상의 유산소 운동 효과

성학수 몸신이 소개하는 뱃살 빼기 비법은 바로 5분 복식호흡법. 그는 "운동을 통해 체내 지방을 연소하려면 유산소 운동을 적어도 45분 이상 지속해야 하지만, 자세를 바로 유지하고 복식호흡을 제대로 한다면 90초 이후부터 지방이 연소되기 시작하기 때문에 5분 운동으로 45분 이상 운동한 것 같은 효과를 볼 수 있다"라고 한다.

배에 힘을 주고 복식호흡을 하는 것 자체만으로도 복근을 강화시켜주는 운동이 되고 내장지방을 연소시키는 효과가 있기 때문이다.

여기에 수건을 허리 뒤에 받치고 자세를 고정해주면 그 효과를 극대화할 수 있다고.

어깨 통증 있는 사람은 수건 없이 운동

5분 복식호흡법은 자신의 상태에 따라 각자 다르게 하도록 한다. 평소 운동량이 많이 부족한 사람이나 허리에 통증이 있는 사람이라면 발을 벽에 딱 붙이지 말고 앞으로 조금 빼서 몸을 벽에 기대는 느낌으로 실시한다. 무릎도 살짝 구부린다.

목과 어깨에 통증이 있는 경우라면 수건 없이 실시한다. 허리 뒤에

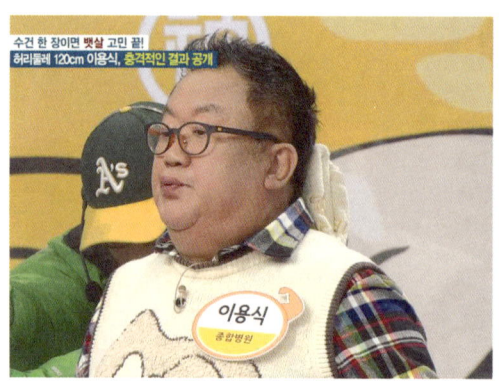

내장지방을 연소시키는 복식호흡.

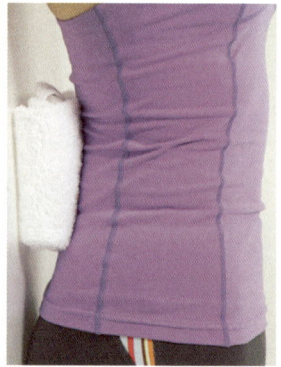

허리 뒤에 수건을 받치면 효과가 극대화된다.

받친 것처럼 목 뒤에 수건을 받치고 하는 방법도 있다.

  5분을 채울 수 있다면 좋지만 호흡법을 실시하는 중 어지럽다거나 어깨 통증이 심해지거나 하면 멈춘다. 특히 복식호흡을 하다가 하지가 저려온다 싶으면 무리하지 말고 누운 채로 호흡을 하는 게 낫다.

따라 해보세요

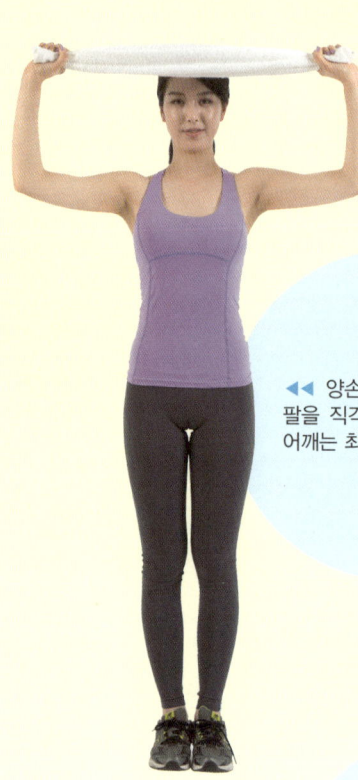

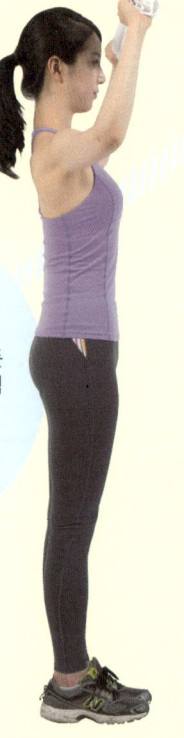

1 ▶▶ 발뒤꿈치부터 종아리, 엉덩이, 등, 어깨가 벽에 닿도록 일자로 선다.

2 ◀◀ 양손으로 수건을 잡고 팔을 직각으로 들어올린다. 어깨는 최대한 쭉 편다.

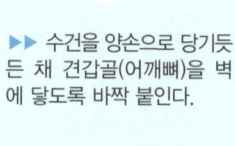

3 ▶▶ 수건을 양손으로 당기듯 든 채 견갑골(어깨뼈)을 벽에 닿도록 바짝 붙인다.

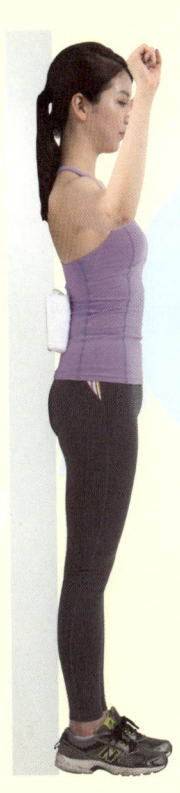

4

◀◀ 허리와 벽 사이 공간이 뜨지 않도록 수건을 접어서 허리 뒤에 받친다.

5

▶▶ 그 상태로 복식호흡을 한다. 목과 머리가 일자가 되도록 턱을 당기고 숨을 들이마시고 내쉰다. 숨은 코로 마시는데 배가 불룩하게 나오도록 들이마신다. 천천히 입으로 숨을 내쉴 때는 배가 홀쭉하게 되어야 한다.

POINT

숨을 내쉴 때 수건이 빠지지 않도록 허리 쪽으로 배를 최대한 끌어당겨 준다. 들숨에서 허리로 수건을 눌러주는 게 이 운동의 포인트다. 계속해서 목은 벽에 붙어 있도록 한다. 이 상태로 5분 동안 호흡한다.

몸신 가족 도전

방송 몇 달 후 결혼 예정인 김다정 작가와 몸신 가족 이용식도 함께 체험에 나섰다. 복식호흡법을 실시하기 전 김 작가의 허리둘레는 99.1cm(39인치), 이용식은 117.4cm(46.2인치).

특별한 통증이 없고 나이가 30대인 김 작가는 몸신이 제시한 호흡법을 정상적으로 실시했지만, 평소 운동량도 적고 과체중에 나이도 60대인 이용식은 발을 앞으로 빼서 벽에 등을 기대고 수건을 들지 않은 채 실시했다.

이렇게 호흡법을 실시한 결과 김 작가는 허리둘레가 93.7cm로 줄었다. 5.4cm, 즉 2인치 넘게 감소한 것! 한편 무리한 운동을 피한 이용식의 허리둘레는 115.5cm로 1.9cm가 줄었다.

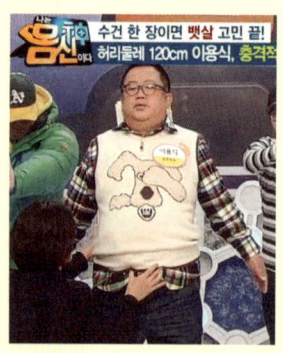

운동 후 허리둘레가 1.9cm 감소한 이용식.

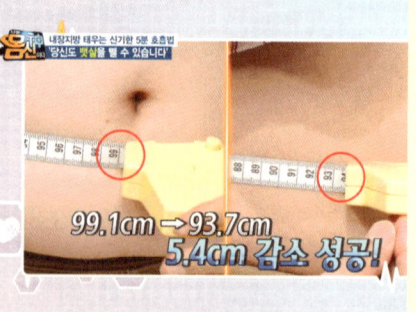

5.4cm 감소 효과를 본 김다정 작가.

SOLUTION 2

장두열 원장의 내장지방 태우는 수건 8자 돌리기

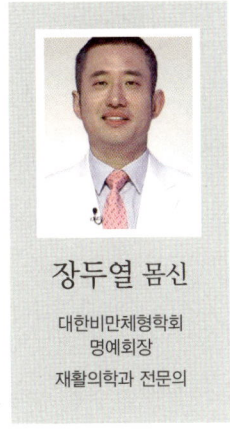

장두열 몸신
대한비만체형학회
명예회장
재활의학과 전문의

수건을 이용해 뱃살을 뺄 수 있는 또 다른 운동법이 있다. 장두열 원장이 소개하는 수건 8자 돌리기가 그것. 수건의 양끝을 잡고 가슴 높이까지 올린 상태에서 그대로 8자를 그리며 돌리는 것이다. 요령이 생기면 점점 더 동작을 크게 해서 돌린다.

팔을 크게 8자로 휘젓는 운동은 수건 없이도 할 수 있지만 수건을 잡고 두 팔을 뻗어주면 훨씬 안정적이고 효과적으로 할 수 있다. 이 운동에서의 관건도 호흡. 앞에서 익힌 복식호흡을 하면서 동작을 하면 운동 효과가 훨씬 높다.

3분씩 하루 3번 이상 해야 효과 있어

이 운동법은 따로 시간을 내거나 기구를 이용할 필요 없이 수건 한 장이면 TV를 보면서도 할 수 있다는 것이 장점이다. 처음에는 3분 정도로 시작해 익숙해지면 점차 시간을 늘려 30분 동안 해본다. 하루

세 번 이상 하면 더욱 좋다.

보기엔 간단하고 쉬운 것 같아도 전신을 사용하는 스트레칭 효과가 있고, 조금만 해봐도 운동량이 상당히 많다는 것을 알 수 있다. 단, 이 운동 역시 몸 상태에 맞지 않게 무리해서 하는 것은 절대 금물. 수건 돌리는 속도도 각자 조절해서 처음에는 천천히 시작해 차츰 속도를 높이는 식으로 진행해야 한다.

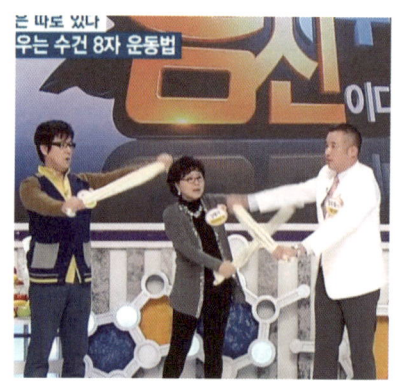

수건 8자 돌리기로 간단하게 뱃살을 뺄 수 있다.

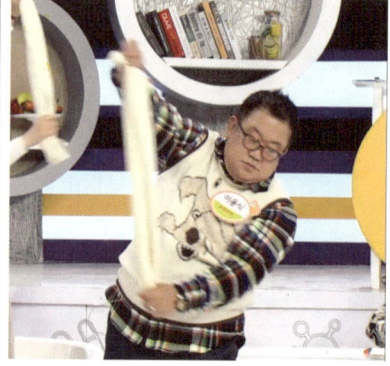

처음에는 3분 정도로 가볍게 실시한다.

따라 해보세요

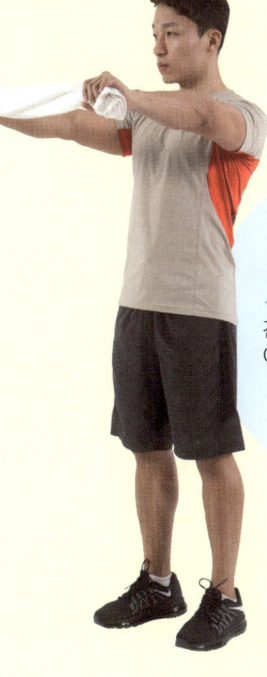

1
◀◀ 양발을 벌리고 서서 수건의 양끝을 잡고 가슴 높이까지 올린다.

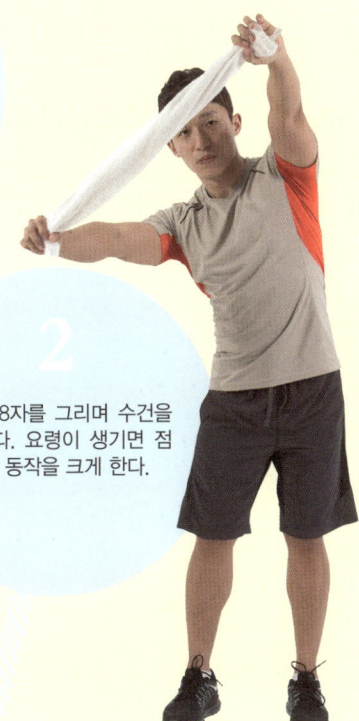

2
▶▶ 8자를 그리며 수건을 돌린다. 요령이 생기면 점점 더 동작을 크게 한다.

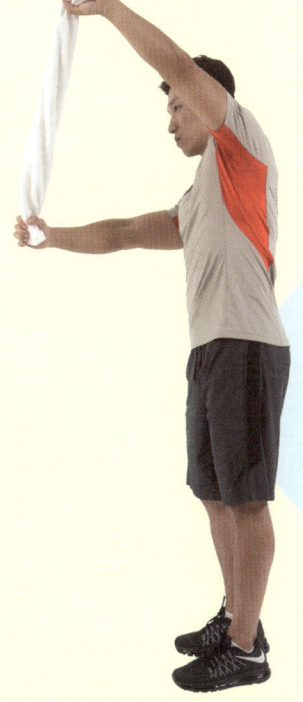

3
◀◀ 복식호흡을 하면서 해야 훨씬 효과적이다.

음식으로 복부비만 잡는다

 음식을 조금만 먹으면 무조건 뱃살이 빠진다? 모든 음식이 뱃살 조절에는 적이 된다? 과일은 많이 먹어도 뱃살이 찌지 않는다? 등등 뱃살과 음식의 연관성에 대해 의문점도, 오해도 많다.

 이에 대해 수원대 식품영양학과 임경숙 교수는 "뱃살을 빼기 위해 피해야 할 음식이 있고, 양껏 먹어도 문제없는 음식도 있다"라고 잘라 말한다.

 성별이나 연령대에 따라 복부비만에 영향을 미치는 음식이 조금씩 다르기 때문에 자신에게 맞는 음식을 골라 먹는다면 훨씬 효율적으로 뱃살을 줄일 수 있다는 것.

 청소년들이 입에서 쉽게 떼지 못하는 탄산음료는 단순 당질로 구성되어 열량이 매우 높다. 탄산음료 한 캔에 각설탕 10개 분량의 당분이 들어 있다는 사실! '젊은 사람들은 음료만 주의해서 먹어도 뱃살 관리를 할 수 있다'라고 단언할 수 있을 정도다. 과자 역시 살을 찌우는 주범인 포화지방이 많이 함유되어 있기 때문에 주의해야 할 음식이다.

그렇다면 무설탕·저지방이라고 광고하는 식품을 골라 먹으면 되지 않냐고 반문할 수도 있다. 하지만 이런 무설탕·저지방 식품에는 함정이 있다. '무설탕'이라고 하면 설탕이 들어 있지 않은 것은 사실이지만 단맛을 내기 위해 다른 감미료를 넣었을 수도 있기 때문이다. 대표적인 예가 고과당 옥수수 시럽이다.

무설탕·저지방 식품의 함정

옥수수 전분에서 뽑아낸 감미료인 액상 과당을 고과당 옥수수 시럽이라고 한다. 설탕보다 가격이 저렴해 더 광범위하게 사용되며 탄산음료, 분유, 요거트, 과자, 젤리, 물엿, 조미료 등 단맛이 나는 모든 가공식품에 들어간다.

뿐만 아니라 반찬가게에서 파는 멸치볶음, 콩자반에도 함유되어 있다. 반찬을 샀는데 윤기가 흐르면서 달짝지근한 맛이 난다면 대부분 고과당 옥수수 시럽을 사용한 것이다.

고과당 옥수수 시럽은 각종 양념에도 포함되어 있다. 대표적으로 윤기가 흐르는 치킨의 겉에 발라진 양념에도 들어가 있다.

　이 고과당 시럽의 경우 칼로리는 매우 높지만 먹었을 때 포만감을 느끼지 못해 과다 섭취하면 비만, 당뇨병 등을 유발할 수 있다. 또한 6개월 이상 지속적으로 섭취하면 비알코올성 간 질환에 걸릴 수도 있다. 술을 마시지 않았는데도 지방간이 생길 수 있는 무서운 성분인 만큼 유의해서 섭취량을 제한해야 한다.

설탕보다 훨씬 해로운 액상 과당

　미국에서는 고과당이 미국인의 비만과 성인병 발병률을 높인 주범 중 하나라는 연구결과들이 쏟아져 나오면서 유명 식품회사들이 자사 제품에서 고과당 빼기 경쟁을 벌이기도 했다.

　커피 전문 체인점인 스타벅스는 페이스트리류에, 펩시콜라사는 펩시콜라·마운틴듀·게토레이에, 크래프트사는 카프리선과 과자류·샐러드드레싱에 고과당을 넣지 않겠다고 선언했다.

　문제는 우리나라의 경우 고과당 옥수수 시럽을 과당, 액상 과당, 콘시럽, 설탕, 콘 슈거, 옥수수 시럽 등으로 업체마다 달리 표시하고 있어 소비자들이 이를 잘 인식하지 못한다는 점이다.

　저지방이라고 하는 식품 역시 지방을 조금 넣은 대신 맛을 내기 위해 당분이나 소금을 더 첨가했을 수도 있다. 따라서 무설탕·저지방

식품이라고 해도 식품성분표를 꼼꼼히 살펴보고 선택해야 한다.

식후 커피와 케이크 유혹 뿌리쳐야

살을 빼겠다고 작정한 여성들 중 밥은 절반만 덜어 먹으면서도 디저트는 양껏 먹는 경우가 종종 있다. 특히 커피와 케이크는 여성들이 가장 선호하는 디저트. 그러나 이 둘은 식후에 피해야 할 대표적 음식이다.

특히 케이크는 고당질·고지방 음식이다. 달콤하기도 하지만 목에서 부드럽게 넘어가는 특유의 맛 때문에 쉽게 끊지 못하는데, 바로 그 '부드러운 목 넘김'이 지방 성분으로 인해 빚어진 맛이다. 그 맛의 대가가 뱃살로 나타나는 것. 커피 역시 마찬가지다. 식후에 설탕이나 프림 등을 첨가해 먹는 커피는 뱃살을 찌우는 주범 중 하나다.

그런데 식후 디저트가 더 안 좋은 이유는 무엇일까? 식사를 해서 신체에 혈당이 높아진 상태에서 바로 케이크나 달달한 커피를 먹으면 혈당치가 더욱 올라간다. 이에 맞춰 인슐린 호르몬 수치도 덩달아 올라간다. 비축되는 영양소가 많다는 신호가 신체에 전달되고 몸은 이들 잉여 영양소를 빨리 몸에 저장하려고 한다. 그 결과 지방이 축적되는 것이다. 그러므로 뱃살을 빼고 싶다면 밥을 적게 먹는 것보다 달콤한 디저트를 끊는 것이 더 중요하다.

식욕 억제 방해하는 술

한국 남자들이라면 싫어하는 사람을 찾기 어려운 삼겹살과 소주. 하지만 삼겹살은 1인분(약 200g) 중 지방이 무려 50g을 차지하는 음식이다. 지방의 경우 성인 남성의 하루 섭취 권장량이 55g이니, 삼겹살 1인분만 먹으면 이미 거의 다 먹는 셈이다.

불판에 삼겹살을 구우면 지방질이 빠져나가기는 하겠지만 그래봤자 전체 삼겹살의 20~30%에 불과하다. 게다가 불판에서 함께 구워 고기에서 빠져나온 기름을 잔뜩 머금은 김치를 먹다 보면 삼겹살 기름이 고스란히 배 속으로 들어가는 셈.

여기에 소주를 곁들여 먹으면 문제가 더욱 커진다. 소주 한 잔의 열량은 대략 88kcal. 소주 자체의 칼로리도 칼로리지만 술을 마시면

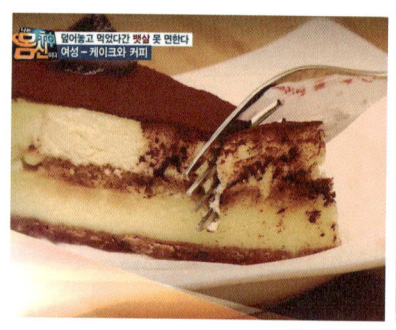

뱃살을 빼고 싶다면 달콤한 후식을 끊는 게 중요하다.

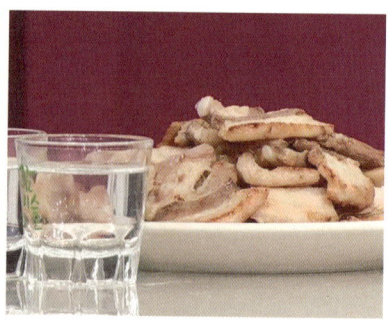

한국 남성 뱃살의 주범인 삼겹살과 소주.

안주를 폭식하기 쉬워지는 게 문제다. 술은 뇌를 자극해 식욕 억제 호르몬인 렙틴의 분비를 30% 감소시킨다. 결국 술에 취하면 식욕을 조절하지 못하고 이미 배가 부른 상태에서 계속 음식을 먹어 뱃살을 찌우게 된다.

따라서 술 한 잔을 꼭 하고 싶다면 안주로 삼겹살보다는 채소나 과일 위주로 먹는 게 현명한 방법이다.

최고의 다이어트 식품은 버섯

양껏 먹으면서도 뱃살 걱정 없는 최고의 식재료는 바로 버섯이다. 버섯은 꼭꼭 씹어 먹어야 하는 음식이기 때문에 식사를 할 때 턱관절을 많이 사용하게 된다.

이처럼 턱관절을 많이 움직이면 침과 함께 콜레시스토키닌이라는 성분이 인체에서 분비되는데, 이 성분이 바로 뇌에서 포만감을 느끼는 신경을 자극해준다. 따라서 금세 포만감이 느껴져 식욕을 억제할 수 있다. 또한 버섯을 먹으면 장관 운동이 촉진되고 소장에서의 지방 흡수가 억제되기 때문에 살이 찔 위험을 줄일 수 있다.

게다가 버섯은 100g을 먹어도 칼로리가 밥 한 숟가락 정도밖에 안 되고 식이섬유도 풍부해서 다이어트로 음식 섭취량을 줄였을 때 생기기 쉬운 변비도 예방해준다.

직접 만들어보세요

두부 버섯달걀찜

① 다시마를 우려낸 물에 달걀을 푼다.
② 다진 새송이버섯과 으깬 두부를 넣고 잘 섞는다. 여기에 고춧가루와 다진 파를 넣고 중불에서 3분, 약불에서 7분간 익힌다.

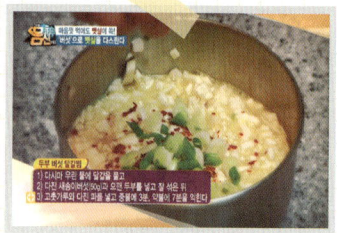

두부 버섯달걀찜

현미버섯밥

① 현미와 쌀을 불려놓는다.
② 표고버섯, 팽이버섯 등을 넣은 후 밥을 짓는다. 이때 밥물의 양은 다소 적게 잡는다. 버섯 자체에 들어 있는 수분이 나오기 때문.

버섯 햄버그스테이크

① 밑간을 한 쇠고기(100g)에 다진 새송이버섯(50g)을 넣고 잘 섞는다.
② ①에 다진 양파, 달걀, 당근을 넣고 소금과 후춧가루로 간한다.
③ ②를 동그랗게 빚어 기름에 굽는다.

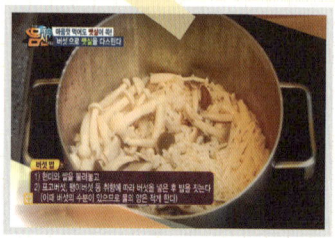
현미버섯밥

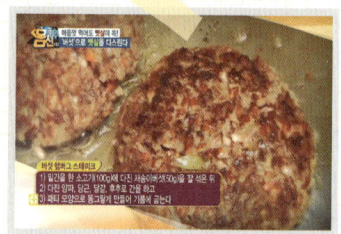
버섯 햄버그스테이크

④ 골다공증으로 줄어든 키 찾는 약발 요법

핸드폰 스캔창을 QR 코드에 대면
동영상을 보실 수 있습니다

골다공증
무엇이 문제인가?

 몇 년 사이에 이유 없이 키가 줄어들었다? 폐경이 왔다? 다리가 부러졌는데 잘 붙지 않는다?

 이 같은 증세가 있다면 반드시 의심해봐야 할 질환이 골다공증이다. 우리나라 50대 이상 여성 10명 중 6명, 남성 10명 중 3명이 앓고 있을 만큼 흔한 질병이다. 더 심각한 것은 잘못된 생활태도와 식습관 등으로 20대 젊은이들 사이에서도 골다공증이 늘어나고 있다는 사실이다.

 골다공증은 우리 인체에 형성되었던 골밀도가 나이 들어가면서 점차 줄어들기 때문에 발생한다. 우리 몸에서 골량이 가장 많은 때는 25세에서 30세. 이 시기를 정점으로 칼슘과 무기질이 빠져나가기 시작해 골량이 줄어들고 골밀도도 낮아진다.

폐경기 복부비만인 여성에게 치명적

여성은 폐경을 맞아 여성호르몬인 에스트로겐 분비가 중단되면서 에스트로겐 결핍으로 체내 칼슘 흡수가 줄어든다. 그리고 이로 인해 골량도 급속히 줄어들기 때문에 갱년기 이후 골다공증에 걸릴 위험이 남성보다 훨씬 높다.

일반적으로 골다공증은 마른 체형 여성이 비만 여성에 비해 발생률이 높다는 것이 정설이다. 하지만 최근 복부비만과 골다공증 간의 관계를 밝히는 연구결과에 따르면 비만인 중년 여성들이 골다공증 위험도 높은 것으로 나타났다.

복부비만이 심할 경우 운동을 잘 하지 않게 되고 이로 인해 칼슘

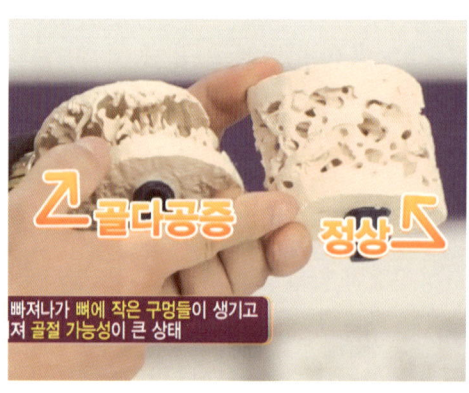

골다공증에 걸린 뼈 조직 vs 정상 뼈 조직의 밀도.

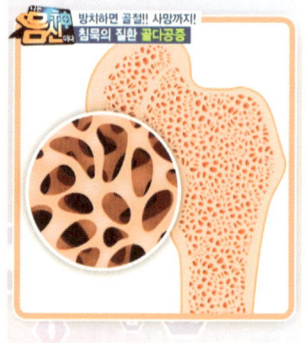

나이가 들면 폐경과 노화 등으로 골밀도가 낮아진다.

대사에 장애가 생겨 골 소실의 가능성이 커지게 된다는 것이다.

과도한 음주와 흡연, 약물 복용, 잘못된 생활습관 등도 골다공증을 부추기는 요인들이다. 특히 스테로이드제나 제산제, 면역억제제 등을 장기 복용하면 골다공증을 가속화시킬 수 있으니 주의해야 한다.

골다공증이 암보다 무서운 이유

골다공증은 초기에는 별다른 자각증세가 없기 때문에 치료 시기를 놓치기 십상이다. 때문에 이유 없이 키나 체중이 줄었다거나 하는 증상이 보이면 한 번쯤 의심해보고 검사를 받아보는 게 좋다.

척추는 상자 모양으로 생겼는데, 골다공증이 생기면 골밀도가 낮아져 크기가 줄어들 수밖에 없고 따라서 키가 작아진다. 허리가 앞으로 굽게 되는 것도 이 때문이다.

인간의 장기는 척추 앞쪽에 위치하는데, 척추뼈의 길이가 줄어들면 척추 앞쪽에 가해지는 압력 때문에 앞쪽으로 허리가 휘는 것이다. 이렇게 허리가 휘는 증세가 심해지면 갈비뼈가 골반과 닿는 지경에까지 이른다.

골다공증이 무서운 이유는 골다공증으로 약해진 뼈가 쉽게 골절되기 때문이다. 겨울철 눈길에 미끄러져 골절상을 입어 응급실을 찾는 노인들의 경우 대다수가 골다공증을 앓고 있다고 한다.

젊은 사람 같으면 그저 타박상을 입을 정도의 낙상에도, 골다공증이 있는 노인들은 뼈가 약하기 때문에 골절상을 입게 되는 것이다. 골다공증 환자의 경우 손목으로 짚고 넘어졌다가는 손목이, 땅을 짚지 못하면 허리뼈나 대퇴골이 부러진다.

뼈가 약하니 쉽게 부러지는 것은 물론 후유증 또한 만만찮다. 대퇴골이나 척추같이 중요한 뼈에 골절상을 입으면 몸 전체를 움직이기 힘들어진다. 그 결과 혈전이 생겨 심혈관이나 뇌혈관을 막아버릴 수도 있다.

대퇴골 골절 환자의 경우 1년 이내에 4명 중 한 명이 사망한다는 통계가 있는데 이는 일반 암으로 인한 사망률보다 훨씬 높은 수치다.

골다공증 자가 진단법

별다른 자각증상이 없어 조기 발견이 어려운 골다공증. 병원에 가기 전 나의 뼈 건강을 미리 살펴보자. 아래 문항을 읽고 해당되는 곳에 체크한다.

☐ 뼈가 가늘고 체중이 적게 나가는 편이다.
☐ 조기 폐경, 신경성 식욕부진, 심한 운동으로 월경이 없다.
☐ 장기적으로 부신피질 호르몬, 갑상선 호르몬 등의 약을 복용하고 있다.
☐ 갑상선 기능 항진증이 있거나 위장관 수술을 받은 적이 있다.
☐ 우유, 유제품, 칼슘제 등을 먹지 않는다.
☐ 운동을 거의 하지 않는다.

☐ 평소 술, 담배를 많이 하는 편이다.
☐ 어머니에게 골다공증이 있다.
☐ 50세 이후로 골절 경험이 있다.
☐ 폐경이 되었다.

✅ 진단 결과 분석

3개 이하 현재 골다공증의 위험은 낮은 상태. 평소 우유나 멸치처럼 칼슘이 많은 음식을 섭취하고 규칙적인 운동을 해야 한다.

4~6개 골다공증 여부를 가리기 위해 전문의의 진찰과 골밀도 검사를 받도록 한다. 작은 충격에도 뼈가 부러지거나 허리에 통증이 오는 경우에는 골다공증에 의한 증상으로 의심할 수 있다.

7개 이상 골다공증의 위험성이 굉장히 높으므로 즉시 전문의의 진찰과 검사를 받도록 한다.

알아두세요

어깨 상태로 알아보는 골다공증

어깨가 굽은 정도를 통해서도 골다공증 위험도를 측정할 수 있다. 자신의 어깨가 얼마나 굽었는지 알아보려면 편하게 서서 손등이 어느 쪽을 향했는지 살펴본다. 손등이 정면 쪽을 향했다면 어깨가 앞으로 굽은 것이다. 정상이라면 엄지 손톱이 정면으로 보여야 한다.

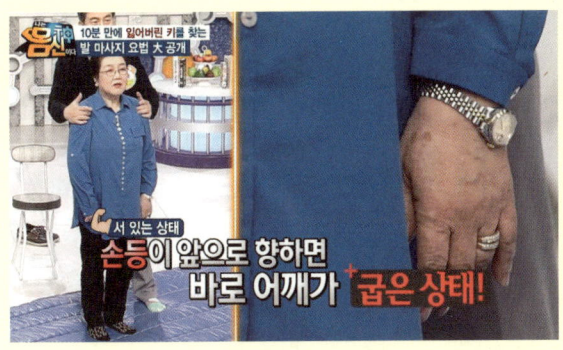

편안히 서서 손등이 어느 쪽을 향했는지 살펴본다.
손등이 정면을 향했다면 어깨가 굽은 상태다.

몸신 가족들의 골다공증
검사 결과를 공개합니다!

이용식 (64세)

골다공증 위험도를 알아보기 위해 골밀도를 측정해 젊은 사람과 비교하는 방법을 사용했다. 이용식은 건강한 뼈처럼 보이지만 연골 부분에 염증이 있는 상태. 퇴행성 장애의 진행이 의심된다는 진단을 받았다.

엄앵란 (80세)

전체적으로 골량이 줄어들어 뼈의 윤곽이 흐리다. 4, 5번 척추뼈가 살짝 전방으로 어긋나 있고, 흉추는 압박골절이 의심된다. 뼈 사이가 좁아져서 줄어들어 있는 모습이 보인다. 아래 사진에서 보듯 하얀 부분은 이미 퇴행성 질환이 진행

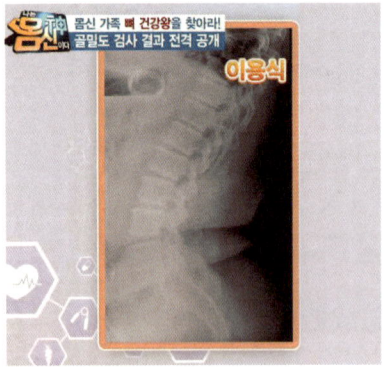

연골 부분의 염증이 의심되는 이용식.

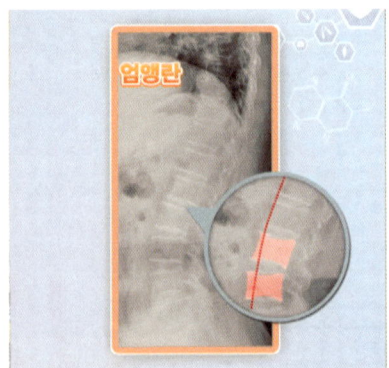

4, 5번 척추뼈가 살짝 어긋난 엄앵란.

된 곳이다. 골량 감소로 키도 줄어들었을 것으로 의심된다. 허리뼈의 골량이 젊은 사람의 78% 정도이고 그중에서도 대퇴골은 정상인의 66%밖에 안 된다. 이대로라면 곧 부러질 수도 있는 상황이므로 당장 치료에 들어가야 한다. 골다공증 진단을 할 때는 보통 대퇴골과 척추를 촬영해 둘 중 하나라도 골다공증이 나오면 치료를 시작하는데, 엄앵란은 두 군데 모두 골다공증의 소견이 보인다.

조민희 (46세)

정상적인 뼈 모양을 하고 있으며 골밀도 놀랄 만큼 좋은 것으로 나온 조민희. 그녀의 말에 따르면 이는 '어머니로부터 물려받은 건강'이라고. 조민희의 어머니는 현재 76세인데도 50대나 다름없는 골밀도를 자랑하고 있고, 몇 년 전 큰 교통사고를 당했을 때도 뼈 한 군데 부러지지 않아 주변을 놀라게 했다고 한다.

아직까지는 뼈 건강이 아주 좋지만 폐경기가 다가오고 있기 때문에 지금부터가 조심할 때다.

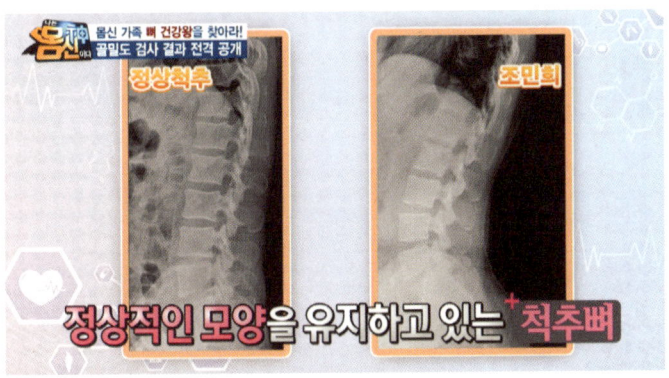

40대 중반인데도 놀랄 만큼 좋은 골밀도를 가진 조민희.

골다공증 궁금증
Q & A

Q 골다공증으로 키가 작아진다면 최대 몇 cm까지 줄어드나?

A 골다공증 환자를 대상으로 통계를 내보니 젊었을 때보다 적어도 3cm 이상 줄었다면 골다공증이 '우려'되고, 4cm 이상 줄었다면 골다공증이 왔다고 '의심'해봐야 한다. 5cm 이상 줄었다면 검사를 해보지 않아도 거의 골다공증일 확률이 높다(원영준 국제성모병원 내분비내과 교수).

허리가 굽으면 키가 15cm 이상 줄어들 수도 있다. 이렇게 허리가 굽는 것은 근육에 문제가 있어서이기도 하다. 평소 척추를 둘러싼 근육을 운동으로 강화하면 골량이 감소한 척추를 지탱할 수 있다(오한진 가정의학과 전문의).

Q 골다공증은 유전이 되는가?

A 골다공증은 65~80%가 유전적 영향을 받는다. 부모의 허리가 꼿꼿하면 자녀들도 골밀도가 높으리라고 기대할 수 있다. 하지만 아무리 좋은 골밀도를 타고나도 나쁜 습관을 갖고 생활하면 골다공증이 생길 수 있으며, 반대로 유전적으로 뼈가 약하게 태어나도 운동을 열

심히 하고 뼈 건강에 도움이 되는 음식을 꾸준히 섭취하면 극복할 수 있다(원영준 교수).

Q 요즘은 20~30대 젊은 층에서도 골다공증 환자가 많다고 하던데, 원인은 무엇이고, 얼마나 위험한 것인가?

A 대표적인 이유로는 무리한 다이어트를 들 수 있다. 또 영양이나 운동 부족, 과도한 음주, 흡연 등도 원인이다.

영국 옥스퍼드대학의 연구결과, 젊은 시절의 골밀도가 50대 이후 골다공증 여부를 결정한다고 한다. 20대에 골밀도가 낮은 사람은 50대에 들어 골다공증에 걸릴 확률이 훨씬 높아진다는 것이다. 따라서 젊을 때부터 꾸준한 운동과 칼슘 섭취를 통해 골밀도를 높여놓아야 50대에 본격적으로 골밀도가 떨어질 때를 대비할 수 있다(이진한 의학 전문기자).

Q 선크림이 골다공증을 유발할 수 있다고 하던데 사실인가?

A 어느 정도 맞는 말이다. 자외선 차단지수인 SPF가 10만 되어도 자외선 차단율이 90%에 달한다. 피부는 햇빛을 바로 받아야 몸 안에 비타민 D를 만들 수 있는데, 화장품으로 이를 차단하면 비타민 D가 체내에서 형성되는 데 방해가 된다. 비타민 D는 뼈를 강하게 해주는 성분으로, 이것이 부족하면 아이들은 구루병에, 어른들은 골연화증에 걸릴 위험이 높아진다. 최근 일부 연구 보고서에서는 자외선 차단

크림을 발라도 비타민 D 합성에 영향을 주지 않는다고 하였으나 대부분의 연구 논문에서는 자외선 차단 크림을 바르면 비타민 D 합성이 줄어드는 것으로 보고하고 있다. 따라서 지나친 선크림의 사용은 비타민 D 합성이 억제되고 그로인해 골밀도가 감소될 수 있다.

여성들은 폐경이 오면 하루 15~30분 정도의 산책을 통해 햇빛을 쬐어야 골다공증을 예방할 수 있다. 그리고 이때 뼈 건강을 생각한다면 자외선 차단제는 햇빛이 너무 강한 낮 시간을 제외하고는 팔과 다리 등에는 바르지 않고 외출하는 것이 좋다(원영준 교수).

골다공증
이렇게 예방한다

사람의 척추뼈와 척추뼈 사이에는 23개의 디스크가 있으며 이 디스크는 혈액을 통해 산소와 영양분을 공급받는다. 그런데 담배를 피우게 되면 일산화탄소로 인해 체내 산소가 부족해져 디스크가 변하고 척추뼈로 가는 무기질의 흡수를 방해해 뼈의 퇴행도 촉진한다. 특히 뼈가 부러졌을 때 흡연을 하면 뼈가 잘 붙지 않는다.

또한 흡연은 장의 칼슘 흡수율을 떨어뜨리고 여성호르몬을 감소시킨다. 때문에 골밀도가 낮아지면서 골다공증 위험성이 높아진다.

간접흡연 역시 뼈 건강에 치명적이다. 분당서울대학교병원 가정의학과 이기헌 교수팀의 연구결과에 따르면 가족 중 하루 한 갑 이상 담배를 피우는 흡연자가 있는 경우 여성이 담배를 전혀 피우지 않더라도 고관절 골다공증 위험은 4.35배, 척추 골다공증 위험은 5.4배 더 높은 것으로 조사됐다. 이 연구는 흡연력이 없고 골다공증 약을 복용하지 않는 55세 이상 여성 925명을 대상으로 했다.

뼈 건강 위해 커피와 술 반드시 줄여야

흡연 못지않게 뼈 건강을 위협하는 것이 음주다. 알코올은 몸 밖으로 칼슘 배출을 촉진하기 때문에 골다공증 위험이 커진다. 때문에 골다공증을 예방하기 위해서는 남성은 하루에 소주 3잔(반병 정도)을 넘지 않도록 해서 주 3회 이내로 마신다.

여성의 경우에는 더 적은 음주량에도 골밀도 감소가 뚜렷하기 때문에 더욱 주의해야 한다. 한 번에 1잔 반 정도가 적당하다. 알코올은 물에 잘 녹기 때문에 음주 시 물을 많이 마시고, 공복에는 술을 삼가

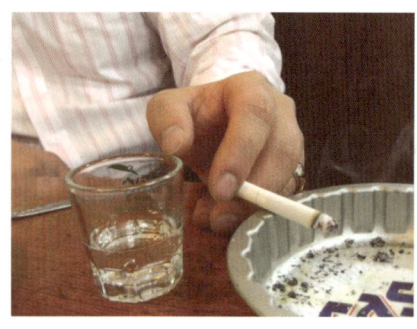
흡연은 칼슘 흡수율을 떨어뜨려 골다공증 위험을 높인다.

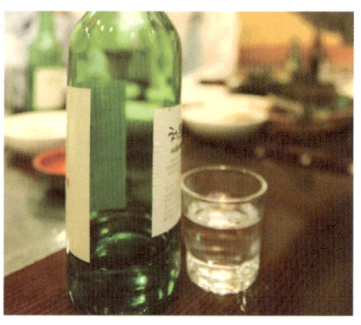
남성은 하루 소주 3잔을 넘지 않도록 한다.

야 한다.

평소 커피를 좋아하는 사람이라면 뼈 건강을 위해 마시는 양을 줄이는 것이 좋다. 커피에 들어 있는 카페인은 소변으로 칼슘이 배출되는 것을 증가시키고 장에서 칼슘이 흡수되는 것을 방해하여 뼈 건강에 나쁜 영향을 주기 때문이다.

음식을 짜게 먹는 것도 소변으로 빠져나가는 칼슘의 양을 증가시키기 때문에 되도록 싱겁게 조리해 먹도록 한다.

하루 30분 이상 빨리 걷기가 최고의 운동

뼈 건강을 위해서는 자세도 중요하다. 물건을 주울 때 허리를 굽히기보다 고개를 든 채 무릎을 굽히는 자세가 바람직하다. 양반다리보다 되도록 의자에 엉덩이를 깊숙이 묻고 허리를 펴는 자세를 취한다. 잠을 잘 때 무릎의 오금 부위에 쿠션을 받치고 자면 척추의 S라인이 살아나고 요추의 부담이 줄어들어 요통을 가라앉힐 수 있다.

운동을 전혀 하지 않는 것도 문제지만 과도한 운동 역시 뼈 건강에는 좋지 않다. 가장 좋은 운동은 빨리 걷기로 일주일에 5일 이상, 하루 30분 이상 하는 것이 적당하다. 골다공증이 진행 중이라면 관절에 무리가 덜 가는 수영이 좋다. 반면 허리를 뒤트는 동작이 많은 골프나 테니스는 되도록 피한다.

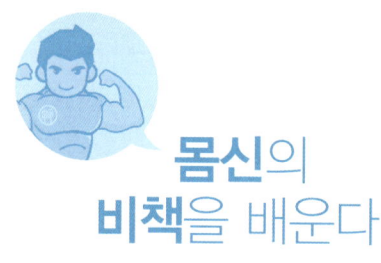

몸신의 비책을 배운다

SOLUTION 1

안광욱 몸신의 하루 10분 약발 요법

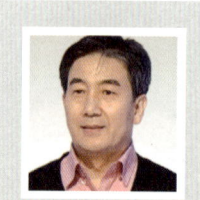

안광욱 몸신

전 숙명여대 평생교육원
겸임교수

전 수원과학대
재활치료 지도교수

놀랍게도 골다공증으로 줄어든 키를 찾아준다는 몸신이 있다. 어린아이의 자세를 바로잡아주고 성장점을 자극시켜 키를 키워준다는 이야기는 들어봤지만, 과연 이미 성장이 멈춘 지 오래된 성인들의 '잃어버린 키'를 되찾을 수 있을까?

믿기 어려운 주장을 하고 있는 사람은 발마사지 전문가 안광욱 몸신으로, 숙명여대 평생

교육원 겸임교수와 수원과학대 사회복지과 재활치료 지도교수를 역임했다. 그가 말하는 비법은 바로 발을 이용한 마사지이다. 그런데 왜 손이 아니고 하필 발로 마사지를 하는 것일까?

몸신 역시 물리치료사와 재활치료사로 처음 일할 당시에는 손으로 마사지를 했다고 한다. 그러다가 몸이 심하게 망가져 일을 하지 못할 지경이 되었을 때 문득 우리 부모님들이 자식들에게 발로 허리나 등을 밟아달라고 했던 것이 기억났다고 한다. 그래서 이를 토대로 연구한 끝에 발로 자극하는 약발 건강법을 개발하게 되었다고.

발마사지의 장점은 손으로 마사지를 할 경우 자신이 상대에게 얼마나 압력을 가하는지 가늠하기 어려운 데 비해 발로 하면 그 압력을 쉽게 알 수 있다는 것이다. 자신의 체중을 얼마나 싣는가에 따라 상대방에게 가해지는 압력의 강도를 조절할 수 있어 발로 하는 것이 오히려 손보다 섬세하게 마사지를 할 수 있다는 것.

숨은 키 찾아주는 어깨 마사지 노하우

줄어든 키를 찾기 위해 안광욱 몸신이 소개하는 비법은 발을 이용한 어깨 마사지. 등이 굽은 사람이 누우면 등의 가장 굽은 부분만 바닥에 닿고 나머지 등과 어깨는 뜨게 되어 있다. 이렇게 바닥에서 떨어진 어깨를 발로 지그시 눌러주어 등을 펴주는 것이다. 이렇게 등이 펴지면서 줄어든 키가 원래대로 되돌아간다.

단, 이때 주의할 점이 있다. 발마사지를 해본 경험이 없는 사람은 체중을 적절히 싣는 데 익숙하지 않아 마사지를 받는 사람에게 피해를 줄 수 있으니, 조심 또 조심해야 한다.

처음에는 체중을 아주 조금 실으면서 신중하게 실시하다가 감각이 어느 정도 생기면 점차 압력을 높여간다. 이 과정은 절대 무리하지 않고 서서히 진행되어야 한다.

또한 발마사지를 불필요하게 오래 지속하면 몸이 지나치게 피로해지거나 마사지를 받은 부분이 뻐근하게 느껴지는 등 문제가 발생할 수 있으므로 TV 등을 보면서 마사지를 하다가 자신도 모르는 사이에 적정 시간을 넘기지 않도록 한다.

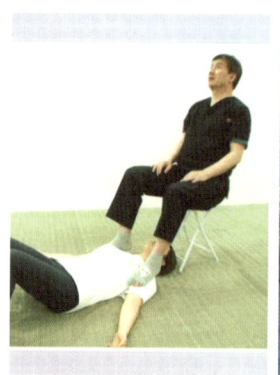

손보다 발로 훨씬 섬세하게 마사지할 수 있다.

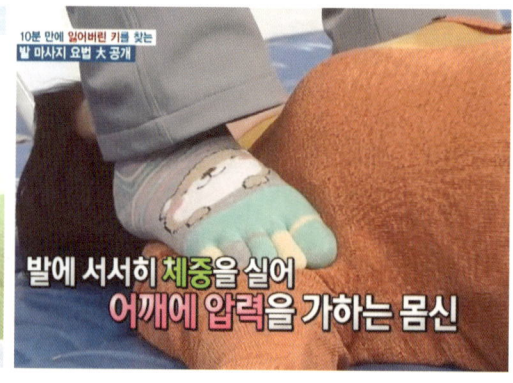

처음에는 체중을 조금만 실어 신중하게 발마사지를 한다.

한의학에서의 추나 요법과 비슷

그렇다면 마사지만으로 키가 커지는 '마법'은 어떤 원리에서 가능한 것일까?

예로부터 우리는 몸에 통증이 느껴지면 먼저 손으로 주무르는 습관이 있었다. 전문가들은 이렇게 손으로 주물러 뭉쳐 있는 근육을 풀어주는 것만으로도 관절이나 뼈에 좋은 영향을 줄 수 있다고 한다.

이는 한의학적으로도 해석이 가능하다. 안광욱 몸신의 비법이 '추나 요법'과 비슷하기 때문. 추나 요법이란 손가락과 손바닥으로 힘의 방향과 강약을 조절하여 척추나 골반, 통증이나 문제가 있는 부위를 밀고 당기고, 누르고 꼬집어 올리거나 원형 마찰 등을 통해 잘못된 척추의 배열을 바로잡는 것이다.

때문에 추나 요법으로 굽은 척추, 틀어진 골반, 일자목 등을 교정하면 숨은 키를 찾을 수 있다.

몸신이 발마사지로 자극하는 어깨 부위는 한의학에서 '중부혈(中府穴)'과 '운문혈(雲門穴)'이라 부르는 혈자리인데, 이 자리를 자극하면 기 순환에도 효과가 있다고 한다.

또한 스트레스로 인한 피로와 어깨 통증을 완화시킬 수 있으며 자율신경 기능을 안정시켜주기 때문에 심신을 편안하게 만들 수 있다.

따라 해보세요

줄어든 키 찾아주는 약발 요법

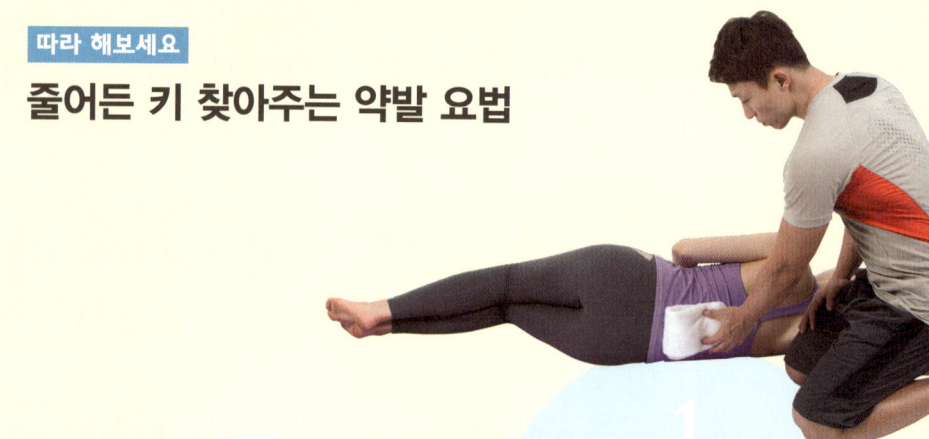

1 ▲▲ 매트 위에 반듯이 눕는다. 등이 심하게 굳은 경우 등 가운데 움푹 들어간 곳에 패드나 수건 등을 받치는 경우도 있지만 초보라면 아무것도 받치지 말고 실시한다.

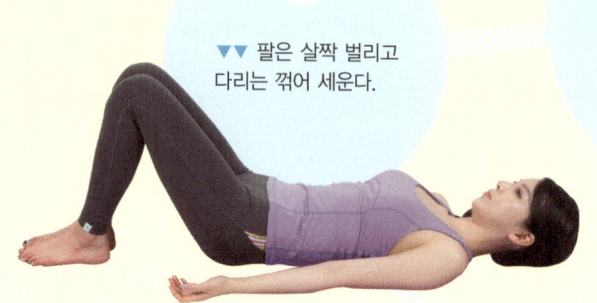

2 ▼▼ 팔은 살짝 벌리고 다리는 꺾어 세운다.

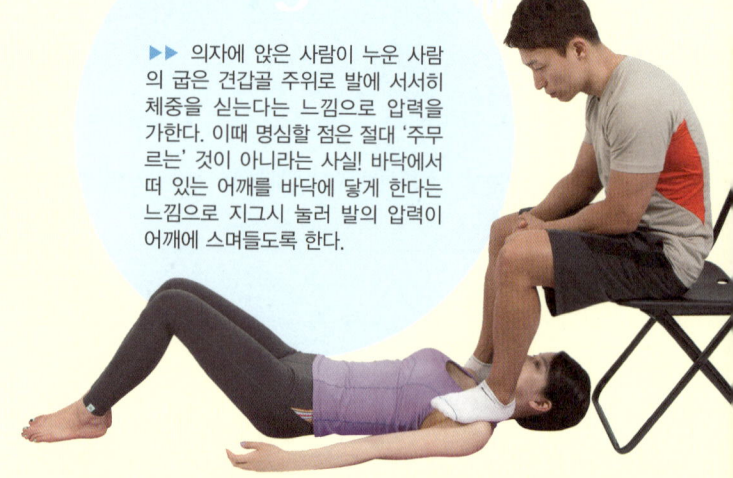

3 ▶▶ 의자에 앉은 사람이 누운 사람의 굽은 견갑골 주위로 발에 서서히 체중을 싣는다는 느낌으로 압력을 가한다. 이때 명심할 점은 절대 '주무르는' 것이 아니라는 사실! 바닥에서 떠 있는 어깨를 바닥에 닿게 한다는 느낌으로 지그시 눌러 발의 압력이 어깨에 스며들도록 한다.

4

▶▶ 발마사지의 관건은 힘 조절이다. 너무 세게 눌러주면 오히려 역효과가 난다. 마사지를 하는 사람이 의자에 앉아 몸을 뒤로 젖힐수록 힘을 조금 실을 수 있고, 머리나 몸을 앞으로 굽힐수록 많이 실을 수 있다.

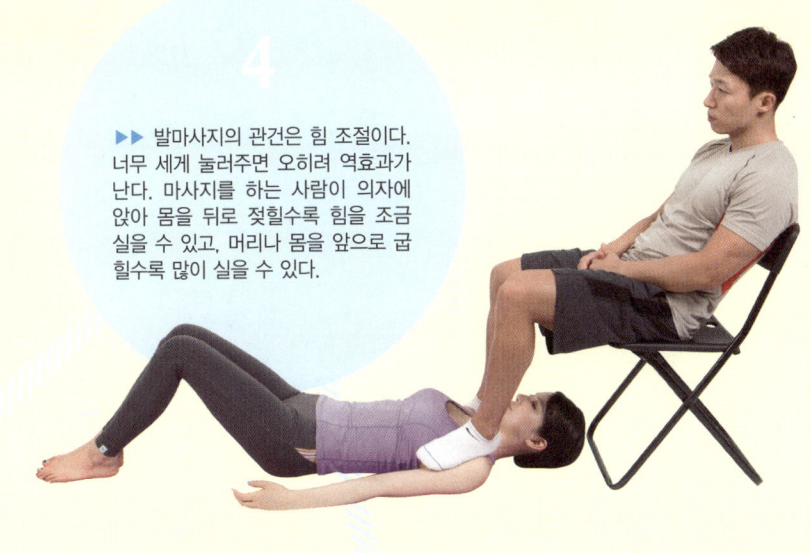

POINT
마사지를 받는 사람은 누운 상태에서 호흡을 통해 가슴 근육을 더욱 확장한다. 하지만 노약자의 경우 무리해서 힘을 주면 다칠 수도 있으니 주의해야 한다.

5

◀◀ 어느 정도 시간이 지나 마사지를 받는 사람의 어깨가 바닥에 닿고 편안한 상태가 되면 마사지를 하는 사람은 의자에서 일어나 발로 어깨를 누른다. 발로 가슴 근육을 바깥쪽으로 서서히 당기면서 확장시킨다. 찌르듯이 밟는 게 아니라 무게를 실어 얹는 것이다.

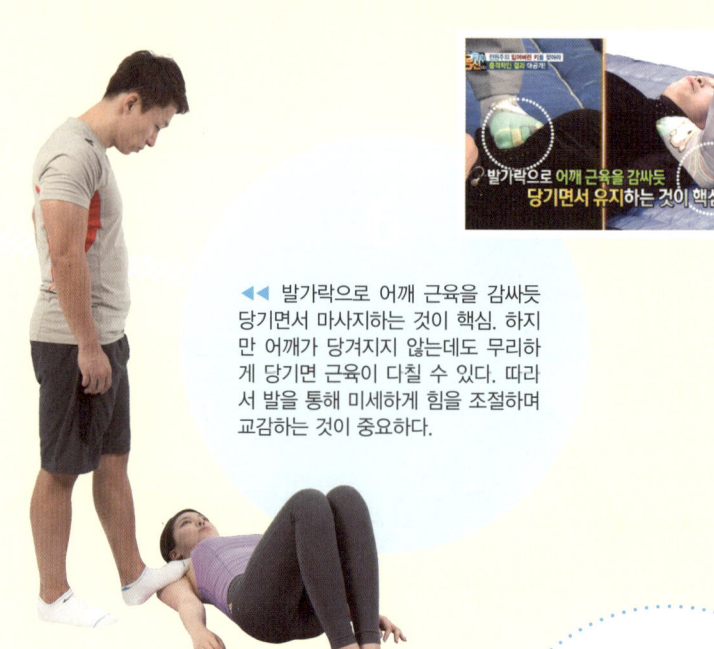

◀◀ 발가락으로 어깨 근육을 감싸듯 당기면서 마사지하는 것이 핵심. 하지만 어깨가 당겨지지 않는데도 무리하게 당기면 근육이 다칠 수 있다. 따라서 발을 통해 미세하게 힘을 조절하며 교감하는 것이 중요하다.

POINT
어깨에 접하는 발의 접촉 면적이 얼마나 되는가도 마사지 효과를 좌우한다. 다리 무게나 체중에서 나오는 압력이 동일할 경우 발 접촉 면적이 넓을수록 하중이 분산되어 자극이 부드러워지고, 발 접촉 면적이 좁을수록 발의 압력이 강해진다는 점을 명심할 것!

▼▼ 모든 과정이 끝난 후에는 옆으로 몸을 돌리고 천천히 일어난다. 서둘러서 일어나면 이완되었던 근육이 다시 수축될 수 있기 때문. 이 과정을 하루 10분씩만 꾸준히 하면 굽은 등이 상당 부분 펴지고, 따라서 잃었던 키도 되찾을 수 있다.

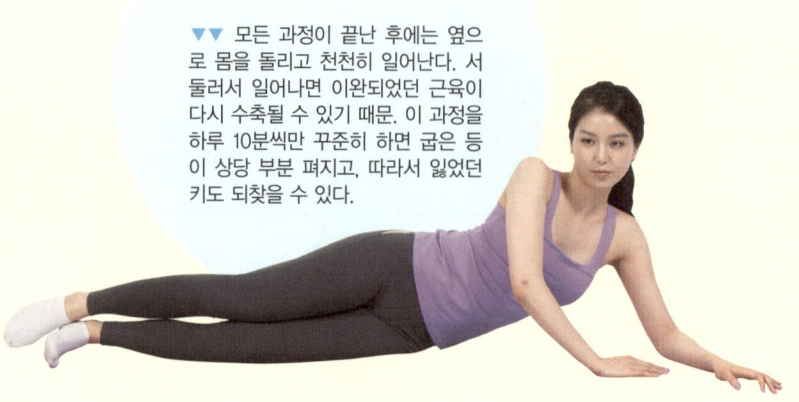

> **방청객 도전**

민병하 주부(67)는 현재 신장이 152.5cm. 학창 시절에는 156cm였던 키가 지금은 3.5cm 줄어들었다. 그렇다면 어깨는 얼마나 굽은 상태일까? 벽에 등을 붙이고 똑바로 서서 어깨를 편 뒤 어깨가 벽으로부터 얼마나 떨어져 있는지 재보았다. 15cm가 떨어져 있었다. 어깨가 상당히 앞쪽으로 말려 있고, 등도 앞쪽으로 굽은 상태였다.

바닥에 누운 상태로 몸신의 발마사지를 받은 민 씨. 마사지를 받고 나서 "편안하고 시원한 느낌"이라고 말하는 민 씨의 키를 다시 재보니 무려 2.5cm 늘어난 155cm! 학창 시절에 기록한 최고 신장과 1cm밖에 차이나지 않았다. 벽으로부터 어깨가 떨어진 너비도 13cm로, 마사지 전보다 2cm 줄었다. 그만큼 키가 커지고 굽은 어깨는 펴지는 효과를 얻은 것이다.

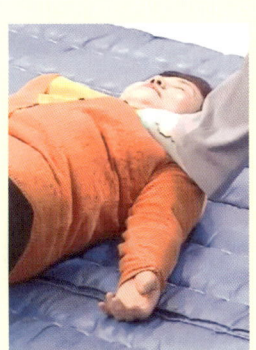

발마사지를 받고 있는 민병하 주부.

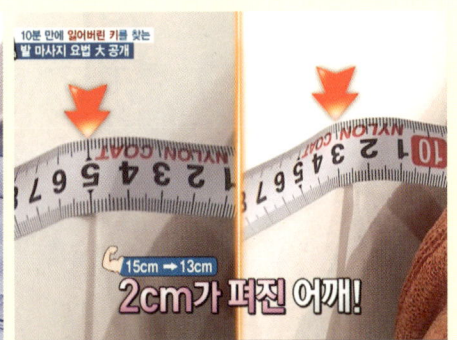

어깨와 벽 사이 너비는 발마사지 전보다 2cm 줄었다.

몸신 가족 도전

연예계의 '대표 단신' 탤런트 전원주. 원래부터 장신은 아니었지만 젊었을 때는 150cm였던 키가 지금은 141.5cm로 줄어들었다. 어깨가 굽은 정도를 측정해보니 어깨는 벽으로부터 13cm 떨어진 상태.

안광욱 몸신은 "77세라는 나이에 비하면 어깨와 척추가 곧은 상태인 것으로 보인다"라며 "마사지를 통해 찾을 수 있는 '잃어버린 키'는 사람의 상태마다 다른데, 전원주는 체형상 마사지로 되찾을 수 있는 키가 그리 많지 않을 것 같다"라고 진단했다.

발마사지를 마친 후 측정한 전원주의 키는 143.2cm. 몸신이 예측한 대로 되찾은 키는 1.7cm로 그리 많지 않았다. 벽으로부터 어깨가 떨어진 너비는 12cm로 마사지 전보다 1cm 줄었다.

안광욱 몸신은 "앞으로 이렇게 찾은 키와 어깨 상태를 유지하려면 늘 자세를 바로 하는 데 유의하고, 가슴 근육을 스트레칭하는 체조를 꾸준히 할 것"을 권했다.

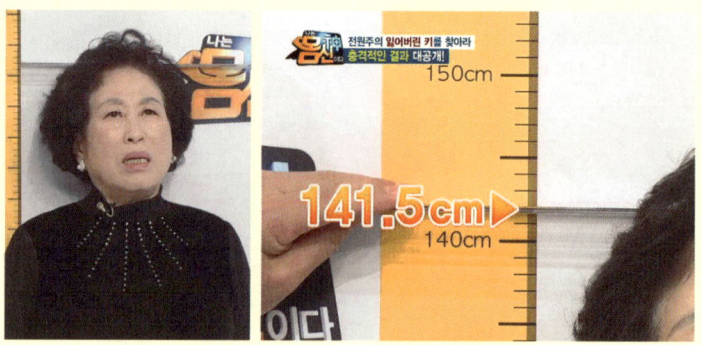

전원주는 발마사지 전 141.5cm였던 키가 1.7cm 커졌다.

한편 몸신의 전문가 패널인 김소연 박사도 안광욱 몸신의 발마사지를 받았는데, "김소연 박사처럼 체격이 있는 사람은 보통 사람보다 조금 더 오래 마사지를 받아야 효과가 있다"라고 한다.

"20년 전보다 키가 무려 6cm나 줄었다"라는 김 박사는 발마사지를 받기 전 150cm였던 키가 151.5cm로 늘어났고, 어깨와 벽 사이의 너비는 15cm에서 12.5cm로 줄었다.

김 박사는 "마사지를 받기 전까지 방송 촬영을 오래 하느라 허리가 아팠는데, 마사지를 받은 이후 통증이 안 느껴졌다"라고 체험담을 털어놓았다. 그만큼 긴장했던 근육이 이완을 했다는 이야기다.

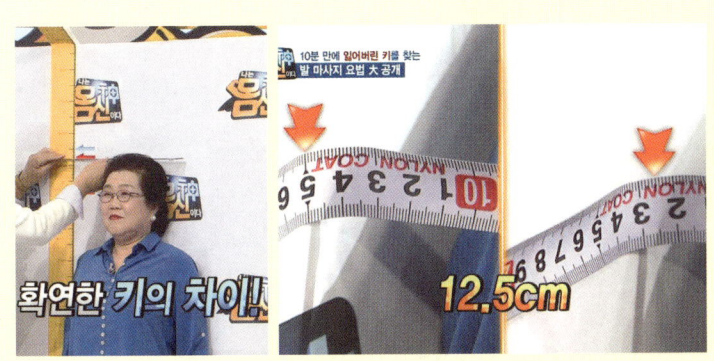

어깨와 벽 사이 너비가 15cm에서 12.5cm로 줄어든 김소연 박사.

따라 해보세요

강한 허벅지 만드는 약발 요법

1 ▼▼ 마사지를 받는 사람은 매트에 반듯이 눕는다.

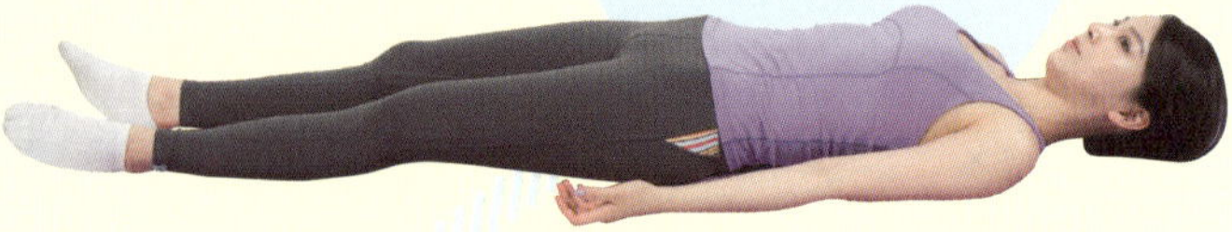

2 ▼▼ 베개를 무릎 뒤에 받치고 양발을 20cm 정도 벌려준다.

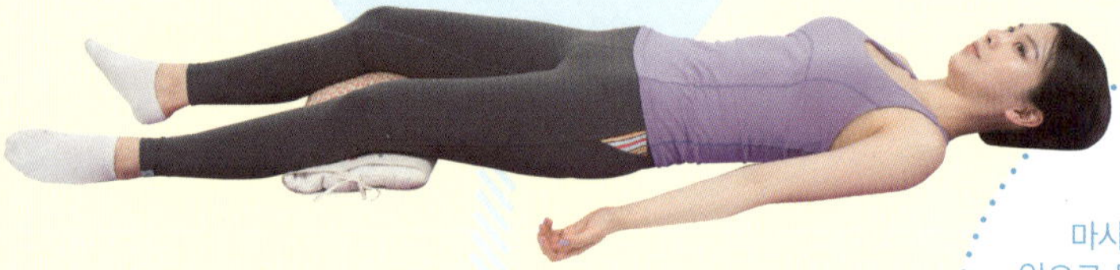

POINT
마사지 받는 사람의 발끝이 안으로 들어가게 하는 것이 포인트. 마사지를 해주는 사람이 피로를 가장 적게 느낄 수 있는 허리 각도는 100도 전후다. 너무 많이 펴거나 구부리면 무릎과 다리 근육이 쉬 피로해진다.

3 ▶▶ 마사지를 해주는 사람은 의자에 앉아서 발목에 힘을 빼고 누워 있는 사람의 허벅지를 앞뒤로 통나무 굴리듯이 마사지한다. 두 다리나 한 다리 모두 사용 가능하며 받는 사람의 발끝을 대칭(바깥쪽과 안쪽)으로 굴리듯 움직여준다.

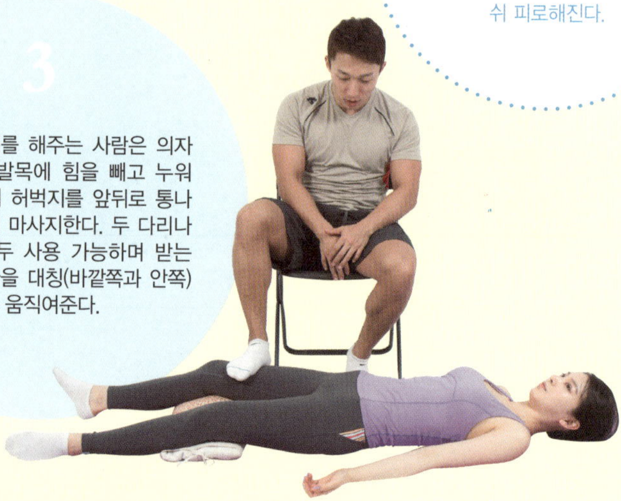

음식으로 골다공증 잡는다

 칼슘만 잘 먹어도 뼈가 튼튼해진다고 생각하는 사람들이 많다. 칼슘이 뼈 건강에 좋은 것은 맞다. 혈액 내에서 여러 가지 조절 역할을 하는 칼슘이 부족하면 뼈에 있는 칼슘이 혈액으로 녹아나오기 때문에 칼슘 섭취는 필수적이다.

 하지만 단순히 칼슘을 많이 먹는 것만으로는 부족하며 인체 내 칼슘과 인의 비율을 맞추는 게 더 중요하다. 왜냐하면 칼슘보다 인의 섭취량이 많으면 체내 성분 불균형 때문에 칼슘이 뼈에서 혈액으로 녹아 나와버리기 때문이다. 그래서 인이 많이 함유된 탄산음료나 육류를 지나치게 많이 먹으면 몸에 해롭다는 것이다. 탄산음료는 비만뿐 아니라 뼈 건강에도 금기 음식이다.

 또한 적절한 단백질 섭취도 필요하다. 무리한 다이어트를 하면 뼈가 약해지는데, 이는 특히 단백질 섭취가 부족하기 때문에 빚어지는 현상이다. 뼈의 구성 성분 중 하나인 콜라겐은 뼛속에 들어 있는 칼슘이 바깥으로 빠져나가지 않도록 보호해주는 역할을 한다. 그런데 단백질을 섭취하지 않으면 이 콜라겐이 만들어지지 않기 때문에 뼛속의 칼슘을 보호해줄 수 없어 골다공증이 유발되는 것이다.

지나친 칼슘 섭취가 독이 되는 까닭

뼈 건강을 위해 칼슘은 무조건 많이 섭취할수록 좋은 것일까? 정답은 No! 칼슘과 무기질이 부족하면 체내 호르몬의 균형이 무너지면서 뼛속의 칼슘이 빠져나가는 등의 문제가 생기지만, 그렇다고 칼슘이 체내에 지나치게 많아도 문제가 된다. 칼슘이 소변으로 배출되면서 결석이 생기거나 혈관에 쌓여 심혈관계 질환을 유발하기 때문이다.

칼슘을 과다 섭취하면 칼슘이 동맥벽에 석회화를 일으켜 심근경색의 위험률이 30%나 증가한다. 구토나 변비 등 소화장애와 신장결석이 발생하고 철분, 아연, 셀레늄 같은 미량영양소의 흡수율도 떨어진다. 따라서 건강을 위해서는 적당량의 칼슘을 섭취하는 게 중요하다.

한국 성인의 경우 하루 칼슘 권장량이 700mg이지만 실제로 섭취하고 있는 양은 500mg에 불과하다고 한다. 이처럼 부족한 200mg의 칼슘은 멸치 다섯 숟가락 정도 먹는 것으로 충분히 해결할 수 있다.

그 밖에 우유나 칼슘이 강화된 두유 한 컵, 굴 등으로도 칼슘을 보충할 수 있다.

사실 칼슘 과다 섭취가 해롭다고는 하지만 음식으로 섭취하는 칼슘은 필요 이상으로 먹는다 해도 배출이 되고 흡수율도 알아서 떨어지기 때문에 큰 문제가 되지 않는다. 정작 문제가 되는 것은 칼슘을 영양보충제 형태로 과다하게, 장기간 복용하는 것이다.

칼슘과 칼륨이 풍부한 미역

그렇다면 뼈에 좋은 음식으로는 어떤 것이 있을까? 전문가들이 추천하는 대표적인 식품이 미역이다. 미역은 칼슘이 많이 함유되어 있는 것은 물론 100g에 20kcal로 밥 한 숟가락보다도 칼로리가 낮아 다

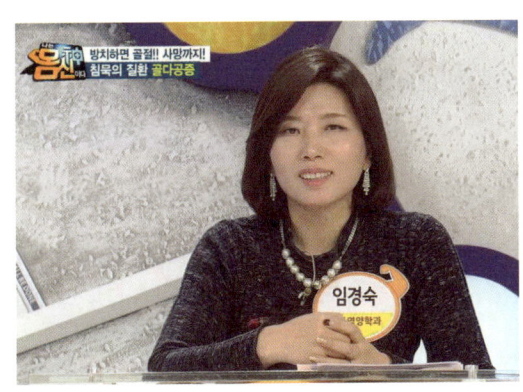

칼슘 보충제를 과다 섭취하면 심근경색 위험이 높아진다고 말하는 임경숙 교수.

이어트 식품으로도 좋다.

또한 우리 몸이 칼슘을 체내에 유지하고 있으려면 충분한 섭취 못지않게 칼슘이 배출되지 않도록 하는 게 중요한데, 미역에 풍부하게 들어 있는 칼륨이 칼슘의 배출을 막아주는 역할을 한다.

우리 몸이 산성화되면 뼈에 있던 칼슘이 빠져나와 혈액으로 들어가서 신체를 중성화시켜주려 한다. 그리고 이렇게 한 번 배출된 칼슘은 뼈로 다시 흡수되는 게 아니라 몸 밖으로 나가버린다. 그런데 칼륨은 우리 몸이 산성화되는 것을 막아주기 때문에 결과적으로 칼슘이 혈액으로 빠져나가는 일을 예방해주는 것이다.

게다가 미역에는 요오드와 철분까지 풍부하게 함유되어 산모들에게 권하는 일등 영양식이다. 김 역시 좋은 식품이기는 하지만, 양적으로 많이 먹기 어렵고 미역과 같은 양을 먹어도 칼슘 섭취는 절반밖에 안 된다는 점이 아쉽다.

여성에게 특히 좋은 두부 미역샐러드

미역을 이용해 쉽게 만들 수 있는 음식으로 두부 미역샐러드가 있다. 두부에는 이소플라본이라고 하는 성분이 들어 있는데 이것이 폐경기 이후 나타날 수 있는 각종 여성 갱년기 증상을 완화시켜준다.

그런데 문제는 이소플라본이 배출될 때 우리 몸에서 갑상선 호르

몸을 만들어주는 필수 요소인 요오드도 함께 끌고 나가버린다는 점. 그래서 두부와 미역을 함께 먹으면 몸에서 빠져나가는 요오드 성분을 미역으로 대체하고 칼슘도 함께 섭취할 수 있어 일석이조다.

노화 방지에도 좋은 세발나물

갯벌의 염분을 먹고 자라는 세발나물은 골다공증에 좋은 영양소와 베타카로틴 같은 노화 방지 성분을 함유하고 있다. 또한 뼈를 단단하게 해주는 마그네슘과 기타 무기질 역시 풍부한 건강 식품이다.

바다에서 나는 나물이라 나트륨이 많이 포함되어 있어 따로 간을 하지 않아도 짭조름한 맛을 느낄 수 있다. 세발나물은 데쳐서 먹을 수도 있지만 영양분을 최대한 섭취하기 위해서는 초간장, 매실액, 고

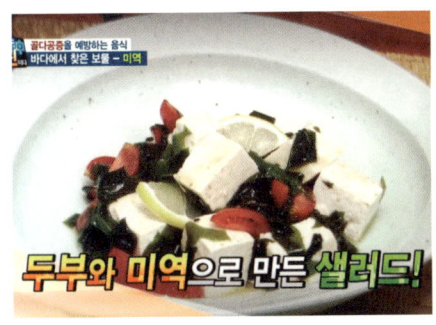

갱년기 증상을 완화시켜주는 데 도움이 되는 두부 미역샐러드.

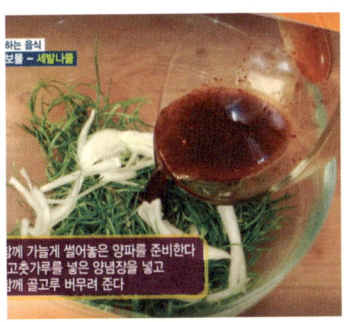

노화 방지 성분이 함유된 세발나물무침.

춧가루 등을 섞은 양념장에 생으로 무쳐 먹을 것을 권한다.

 건새우 역시 풍부한 칼슘 함유량을 자랑하는 식재료. 또한 건새우의 껍질에는 면역력을 높여주는 키토산이 함유되어 있을 뿐만 아니라 피로 해소에 좋은 타우린과 필수 아미노산도 풍부하게 들어 있다. 따라서 집에서 흔히 해 먹는 멸치볶음이나 미역국에 건새우도 함께 넣으면 자녀 키 성장은 물론 여성 뼈 건강에도 효과 만점!

만성통증 해결하는
톡톡 셀프 건강법

⑤

핸드폰 스캔창을 QR 코드에 대면
동영상을 보실 수 있습니다

만성통증 무엇이 문제인가?

여기저기 쑤시고 아파도 나이가 들면 누구나 그러려니 하거나 좀 쉬면 나아지겠거니 하고 방치하는 경우가 많다. 엄밀히 말해 통증도 질환인데 뚜렷한 병명이 없다 보니 집중 치료를 받기도 힘들고 아프다고 말하기도 민망해 혼자 끙끙 앓다가 치료 시기를 놓치기 일쑤다.

특히 만성통증은 무시해서도 안 되며 참는 게 능사도 아니다. 통증은 내 몸 어딘가가 잘못되었다는 것을 알려주는 신호이기 때문이다.

통증이 무서운 또 다른 이유는 오래되어 만성질환이 되면 약을 써도 잘 안 듣거나 신경쇠약, 우울증 등 정신적 문제까지 동반한다는 점 때문이다.

미국의 한 조사결과에 따르면 만성통증 환자의 절반이 자살을 고민했고, 그중 5~10%가 실제로 시도한 적이 있다고 한다.

우울증까지 불러오는 만성통증

우리나라에서도 비슷한 조사결과가 있다. 대한통증학회가 2011년 전국의 통증클리닉을 방문한 환자 1,060명을 대상으로 조사했더니 약 35%가 자살 충동을 느낀 적이 있다고 대답한 것이다.

또한 이렇게 상황이 심각한데도 조사 대상 환자의 절반 가까이가 치료를 위해 병원을 찾기까지 6개월이나 걸렸다고 한다. 특히 사회활동이 왕성한 40대의 경우에는 증세가 나타난 지 1년이 지난 시점에 병원을 찾은 경우가 35.2%로 가장 높았다. 통증클리닉을 방문하기 전에 민간 요법으로 잘못된 치료를 받은 경우도 18.9%나 되는 것으로 나타났다.

그렇다면 통증이 가장 많이 생기는 부위는 어디일까? 우리 몸 근육 곳곳에는 통증 유발점이 있다. 이 통증 유발점은 온몸 200여 곳에 분포되어 있는데 평소에는 아무 증세 없이 잠복해 있다가 몸에 이상이 생기면 이곳을 눌렀을 때 극심한 통증이 느껴진다.

이 같은 통증 유발점은 케네디 전 대통령의 주치의였던 재닛 트라벨 박사가 1957년 통증이 유발되는 자리에서 미세한 전류가 발생하고 수신하는 것을 최초로 발견하고, 이곳을 누르면 펄쩍 뛸 정도로 아프다고 해서 '점핑 사인(Jumping Sign)'이라는 이름을 붙였다.

우리 몸의 근육 중에서 가장 통증이 많이 생기는 부위는 목과 어깨 사이다. 어깨뼈 사이 가운데 부분을 만지면 콩알처럼 만져지는 부위가 있다. 여기가 어깨 통증 유발점인데, 이곳을 누르면 어깨뿐 아니라 손가락 끝까지 통증이 느껴지는 경우가 있다. 이것은 '관련통'이라고 하는 증상으로 마치 디스크(추간판탈출증)에 의한 신경자극 증상과 유사하게 나타난다.

목과 어깨 사이에서 가장 많이 발생

현대인들이 목과 어깨에 통증을 많이 느끼는 이유는 대부분 나쁜 자세에서 비롯된다. 스마트폰이나 컴퓨터 모니터를 보면서 오랜 시간 바르지 못한 자세를 취하면 어깨 근육과 힘줄, 인대를 긴장하게 만들어 통증을 일으키게 된다.

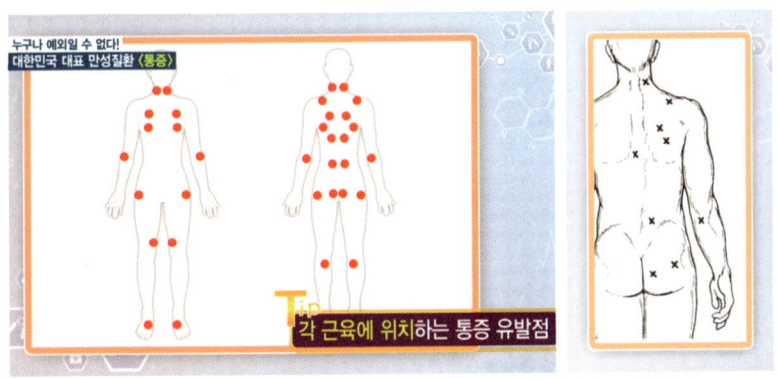

온몸 200여 곳에 분포하는 통증 유발점.

초기에는 뒷목이나 어깨부터 허리까지 통증을 느끼게 되는데 많은 사람들이 이러한 증상을 그저 과로 때문이라 생각해 대수롭지 않게 여기는 경우가 많다.

하지만 시간이 지날수록 어깨를 바늘로 찌르는 듯한 통증을 느끼고 일상생활에서 여러 가지 불편함을 느낄 정도로 심각한 통증으로 악화되며 만성적으로 변하게 된다.

만성통증 궁금증 Q&A

Q 흔히 통증은 낮보다 밤에 더 심하다고 한다. 그 이유가 무엇인가?

A 밤에 주로 분비되는 멜라토닌 호르몬이 통증을 유발하는 염증성 사이토카인이라는 성분의 분비를 자극하기 때문이다.
또한 통증의 '역치' 문제도 있다. 역치란 생물이 외부 환경의 변화, 즉 자극에 의해 어떤 변화를 일으키는 데 필요한 최소한의 세기를 뜻한다. 낮에는 다른 신경 쓸 일도 많고 분주해서 통증의 역치가 높아졌다가 밤이 되면 떨어지기 때문에 더 통증이 심하다고 느끼게 된다. 통증은 종종 불면증도 동반하는데 밤에 잠을 자기 위해 안정제나 수면유도제가 필요한 경우도 있다(김동환 강동경희대병원 재활의학과 교수).

Q 날씨와 통증은 어떤 관련이 있는가?

A 기압이 떨어진다거나 기온이 바뀌면 관절 안의 압력도 변한다. 관절을 둘러싸고 있는 근육과 인대가 짧아지는 등의 변화 때문이다. 이런 변화가 통증을 더욱 심화시킨다(김동환 교수).

Q 만성통증이 있을 때 진통제를 먹어도 되는가?

A 급성통증처럼 단기적이고 응급상황일 때는 진통제를 먹는 게 도움이 된다. 염증이 있다면 소염진통제를 복용한다. 하지만 만성통증이면 진통제를 먹어도 이미 내성이 생겨 별 효과가 없을 수도 있다(오한진 가정의학과 전문의).

Q 만성통증 치료를 빨리 해야 하는 이유는 무엇인가?

A 통증은 내 몸에 이상이 있으니 빨리 조치를 취하라는 신호다. 근육이 아프다거나 할 때 '일반적인 근육통이겠거니' 하고 자가 진단을 한 채 병원에 가지 않고 참거나 약만 먹고 지나가는 경우도 있다. 이러다간 큰일 날 수 있다. 내가 진료한 환자 중에는 등이 아픈데도 흔한 근육통인 줄 알고 한동안 참고 지내다 병원을 찾았는데 검진 결과 전이성 암이 발견된 경우도 있다. 특정 부위의 통증이 반복적으로 지속될 때는 꼭 전문의를 찾아 치료를 받아야 한다(김동환 교수).

만성통증
이렇게 예방한다

목과 어깨 주변이 뻐근해지면서 지속적인 통증이 나타나는 근막통증 증후군을 예방하기 위해서는 평소 근육의 부담을 줄여주는 자세를 취하고, 스트레칭 등을 익혀 틈틈이 해주는 게 바람직하다. 그래야 근육의 신축성과 유연성을 빨리 되찾을 수 있다.

특히 별다른 질환이 없는데도 두통이나 목의 통증이 지속될 경우 높은 베개를 베지 않도록 주의하고, 구부정한 자세를 피해야 치료에 도움이 된다.

가끔 목을 앞뒤, 좌우로 돌려주거나 팔을 늘어뜨린 상태에서 어깨를 위아래로 돌려주는 등 스트레칭을 통해 목의 긴장을 완화시키고 목의 자세를 바로잡는 것이 요령이다. 적어도 하루에 6회 이상, 1~2시간 간격으로 해주면 좋다.

유산소 운동은 일주일에 3번 이상, 한 번 할 때 30분 정도 하는 것이 효과적이며, 근력 운동 외에 요가 등도 권할 만하다. 정신적인 스트레스를 해소하고 충분한 수면을 취하는 것도 예방에 도움이 된다.

가벼운 산책도 척추 근육을 풀어주는 데 효과적이다. 걷기는 발바닥을 자극해 온몸의 혈액순환을 촉진하고 굳어 있던 척추의 배열을 바로잡아주는 효과가 있다. 걷기를 하면서 햇빛을 쬐면 행복 호르몬이라 불리는 세로토닌의 혈중 농도가 높아지기 때문에 우울하고 무기력한 기분을 전환하는 데도 도움이 된다. 약 30분간 약간 빠른 걸음으로 걷는 것이 좋다

턱관절 이상도 어깨와 허리 통증 불러

척추 질환이 원인이 아닌 어깨와 허리 통증이라면 턱관절의 문제일 수도 있다. 턱뼈는 움직일 때 혼자 움직이지 않고 첫 번째 목뼈와 두 번째 목뼈 사이를 축으로 함께 움직인다.

따라서 턱이 틀어지면 머리의 무게중심이 무너지고, 이를 어떻게든 잡아보려는 항상성이 발동하면서 목에서 어깨로 이어지는 근육에 잔뜩 힘을 주게 되어 목과 어깨도 자연 뻐근하게 된다.

특히 만성적인 목, 어깨 통증과 함께 턱 주변에 통증이 있거나 입 벌리는 데 불편함 등이 있다면 당연히 함께 치료를 받아야 한다. 가

장 알기 쉬운 신호는 바로 턱에서 나는 소리. 입을 벌릴 때 턱에서 딱딱 소리가 난다면 반드시 턱관절 검사를 받아볼 필요가 있다.

턱관절 장애를 예방하려면 한손으로 턱을 괴거나 음식물을 한쪽으로만 씹는 것, 오징어같은 딱딱한 음식을 자주 먹는 것, 엎드려 자거나 턱을 괴고 자는 등의 습관은 바로 고치도록 한다.

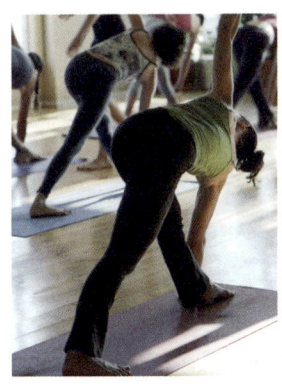

목과 어깨 통증을 예방하기 위해 평소 요가나 스트레칭을 꾸준히 하는 것도 좋다.

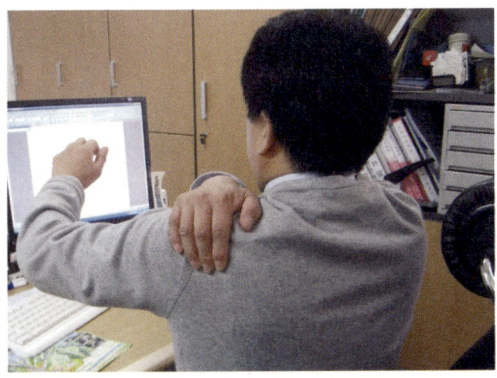

척추 질환이 원인이 아닌 어깨와 허리 통증이라면 턱관절의 문제일 수도 있다.

몸신의 비책을 배운다

SOLUTION 1

임헌석 몸신의 톡톡 두드려 통증 다스리기

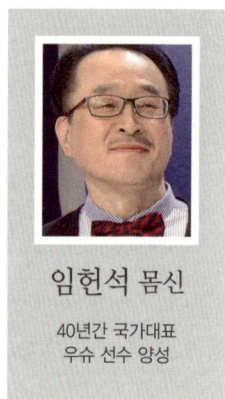

임헌석 몸신
40년간 국가대표
우슈 선수 양성

만성통증을 근본적으로 다스리기 위해서는 전문의를 찾아 정확한 진단과 함께 치료를 받아야 하지만, 일상생활 중 심한 통증을 느낄 때 이를 가라앉힐 수 있는 즉석 처방을 익혀두는 것도 큰 도움이 될 터. 그래서 손가락으로 톡톡 몸을 두드리는 것만으로도 통증을 잡아준다는 임헌석 몸신에게 '톡톡 셀프 건강법'을 배워본다.

임헌석 몸신은 40년 동안 우슈를 단련해온 무술인이다. 우슈는 중국 전통 무술의 하나로 1990년 제11회 베이징 아시안게임부터 정식 종목으로 채택되었다. 국가대표 우슈 선수도 다수 육성해온 그가 통증을 다스리는 방법에 관심을 갖게 된 것은 그 자신이나 제자들이 잦은 부상과 고된 훈련으로 인한 만성통증에 시달렸기 때문이다.

몸을 낫게 해주는 혈 자극

임헌석 몸신은 2002년 우슈 시범을 준비하다가 크게 다쳐 대퇴골 근육이 파열되고 갈비뼈가 골절되었다. 1년 동안 걷지도 못하고 자리에 앉은 채 제자들을 가르쳤다. 그때는 무술 인생이 끝나는 줄 알

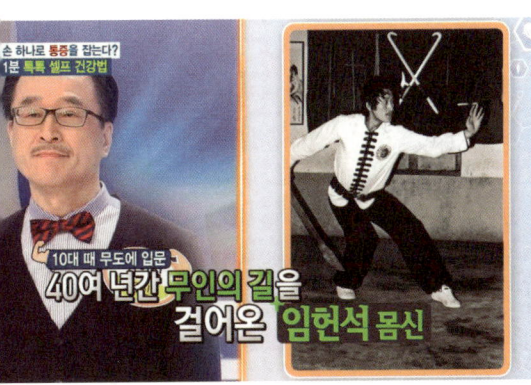

임헌석 몸신은 40여 년간 무인의 길을 걸어왔다.

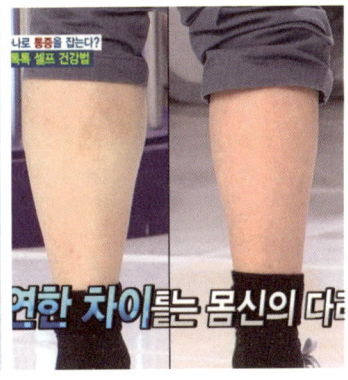

부상 후 다리 두께 차이가 확연히 나는 임헌석 몸신.

았다고 한다. 다행히 건강은 어느 정도 되찾았지만 근육은 회복이 잘 안 되는 부위라 후유증이 아직도 남아 있다고. 그래서 지금 그의 양쪽 다리는 두께가 확연히 다르다.

"무술을 하다 보면 크고 작은 부상에 시달리게 마련이어서 이에 대처할 방법에 대해 관심을 갖게 되었다. 그러다 주목하게 된 게 '혈도 타법'이다. 중국 무술 영화에 등장하는 공격법으로, 상대방의 급소를 겨냥해 탁탁 치며 공격하는 무술이다. 혈도를 때리는 것은 상대방을 공격하기 위한 것이지만 나는 역발상을 했다. 상대를 효과적으로 공격할 수 있는 혈이 있다면 몸을 낫게 하는 혈도 있을 것이라고 생각한 것이다."

그래서 그가 찾아낸 것이 누르면 건강해지는 또 다른 급소, 즉 '헬스 포인트'다. 이곳에 자극을 주면 이 자극이 뇌로 전달되어 뇌가 아프지 않다고 인식하게 되는 원리다. 부상을 당하거나 근육이 아프다는 제자들도 이 헬스 포인트를 눌러주었더니 신기하게도 통증이 금방 사라졌다. 그는 "현관 도어록의 비밀번호를 알면 버튼을 살짝만 눌러도 문이 열리듯, 헬스 포인트를 정확히 알면 톡톡 치는 것만으로도 통증이 사라진다"라고 설명한다.

톡톡 셀프 건강법은 기구를 사용하거나 약의 효능으로 증상이 개선되는 것이 아니고 뇌의 기능이 강화되면서 통증이 줄어드는 효과이기 때문에 전혀 위험성이 없다는 것이 특징.

이는 본래 우리 몸이 가진 자연치유력을 강화해서 면역력을 향상시키는 것이다.

톡톡 셀프 건강법은 신체가 통증을 느끼는 곳의 반대쪽 부위에 실시하는 것이 포인트. 예를 들어 오른쪽 어깨가 아프다면 왼쪽 팔을 두드려주는 식이다. 이는 뇌의 역할이 대칭적이기 때문인데, 사실 양쪽 모두 실시해도 상관없다.

그가 개발한 톡톡 셀프 건강법은 중동에까지 알려졌다. 아랍에미리트와 쿠웨이트는 두 나라를 합쳐 인구가 1,000만 명밖에 안 되는데, 그가 톡톡 셀프 건강법을 강의한 유튜브 동영상 조회 수가 300만 회를 기록했다니 그 인기를 짐작케 한다.

통증 느끼는 곳 반대쪽 부위에 실시

톡톡 셀프 건강법에서 두드리는 헬스 포인트들은 한의학의 오수혈(五輸穴) 혈자리와 상당 부분 일치한다. 오수혈은 온몸 12경맥에 정(井), 형(滎), 수(輸), 경(經), 합(合) 등 각 5개씩, 모두 60개의 혈을 말한다. 톡톡 셀프 건강법에서 자극하는 헬스 포인트는 모두 이 혈자리와 비슷하거나 동일한 곳에 위치해 있다.

'아픈 쪽 통증을 다스리기 위해 건강한 쪽에 시술을 한다'라는 점도 한의학의 동씨 침법과 같다.

톡톡 셀프 건강법의 가장 큰 장점은 누구나 부작용 없이 손쉽게 실시할 수 있다는 것이다. 약이나 기구 등을 사용하지 않아 몸에 부담을 주는 일도 없고, 정확한 통증 유발점이 아니라 신체 부위 어디를 두드린다 해도 아무런 해가 없기 때문이다.

하지만 알아둬야 할 것은 톡톡 셀프 건강법이 결코 만병통치 비법이 아니라는 점이다. 톡톡 두드려서 통증이 가라앉았다고 병원에 안 가면 안 된다. 통증이 느껴지면 반드시 병원에 가야 한다. 다만, 일상생활을 하다 참기 어려운 통증이 느껴질 때 응급조치로 활용할 수 있는 게 톡톡 셀프 건강법이다.

또한 톡톡 셀프 건강법은 영구적인 효과가 있는 게 아니며 사람에 따라 지속되는 시간에 차이가 있다고 한다.

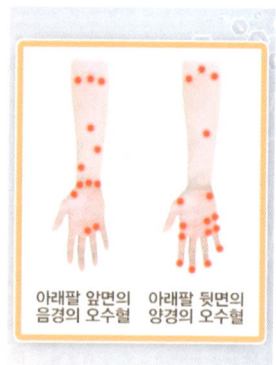

한의학의 오수혈과 상당 부분 일치하는 헬스 포인트.

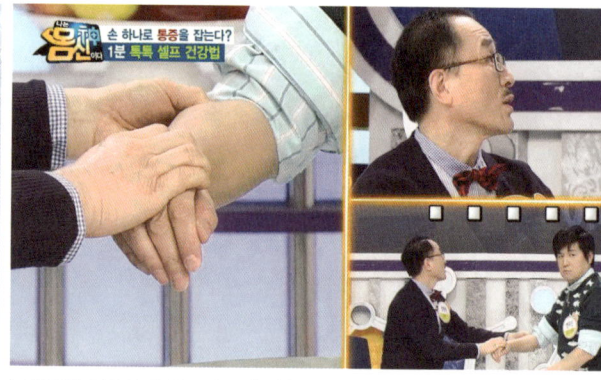

아무런 도구 없이 초보자도 쉽게 할 수 있는 것이 톡톡 셀프 건강법의 장점.

따라 해보세요

어깨 통증에 좋은 톡톡 셀프 건강법

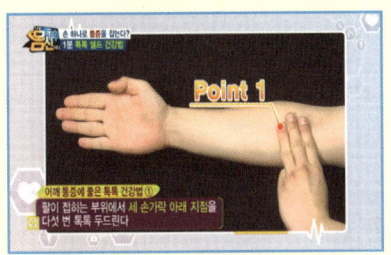

1. 아픈 어깨의 반대쪽 팔이 접히는 부분에서 세 손가락 아래 지점이 어깨 통증과 관련된 혈자리. 다섯 손가락 끝을 모은 다음 손목 스냅을 이용해 이 지점을 가볍게 다섯 번 두드린다.

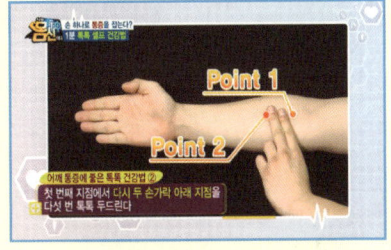

2. 첫 번째 두드린 지점에서 두 손가락 아래 지점으로 옮겨와 다섯 번 톡톡 두드린다.

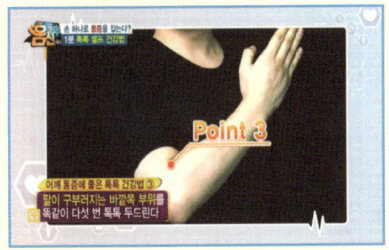

3. 팔이 구부러지는 바깥쪽 부위를 똑같이 다섯 번 톡톡 두드린다.

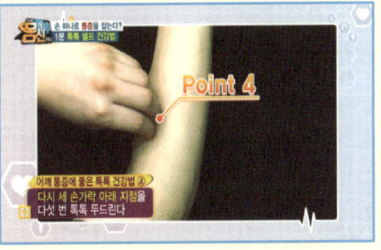

4. 세 번째 지점에서 두 손가락 아래 떨어진 지점을 다섯 번 톡톡 두드린다.

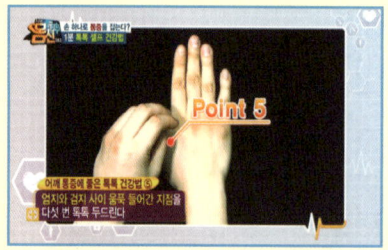

5 엄지와 검지 사이 움푹 들어간 지점을 다섯 번 톡톡 두드린다.

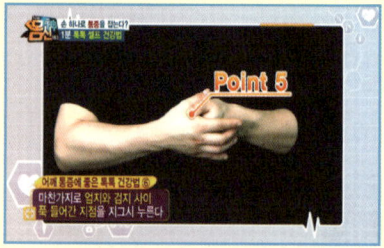

6 다섯 곳을 모두 두드렸다면 엄지와 검지 사이 움푹 들어간 부분(스위치)을 지그시 누른다.

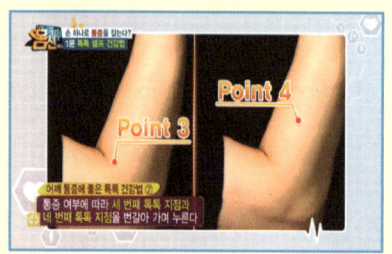

7 통증 여부에 따라 5번 지점(스위치)을 누른 상태에서 세 번째 톡톡 지점과 네 번째 톡톡 지점을 번갈아가며 지그시 누른다.

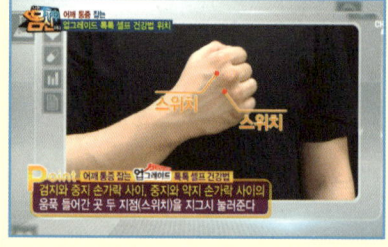

8 스트레스를 많이 받아 어깨가 딱딱하고 호흡할 때 답답하거나 눈이 뻑뻑하다면 검지와 중지 사이, 중지와 약지 사이의 움푹 들어간 곳 두 지점(스위치)을 지그시 눌러준다.

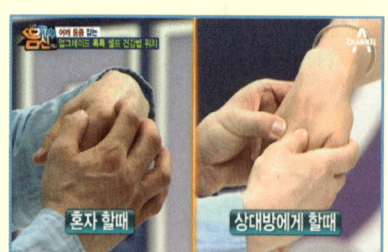

9 혼자 해도 되지만 다른 사람이 해줄 때는 양손 엄지를 이용하여 지그시 눌러주면 된다.

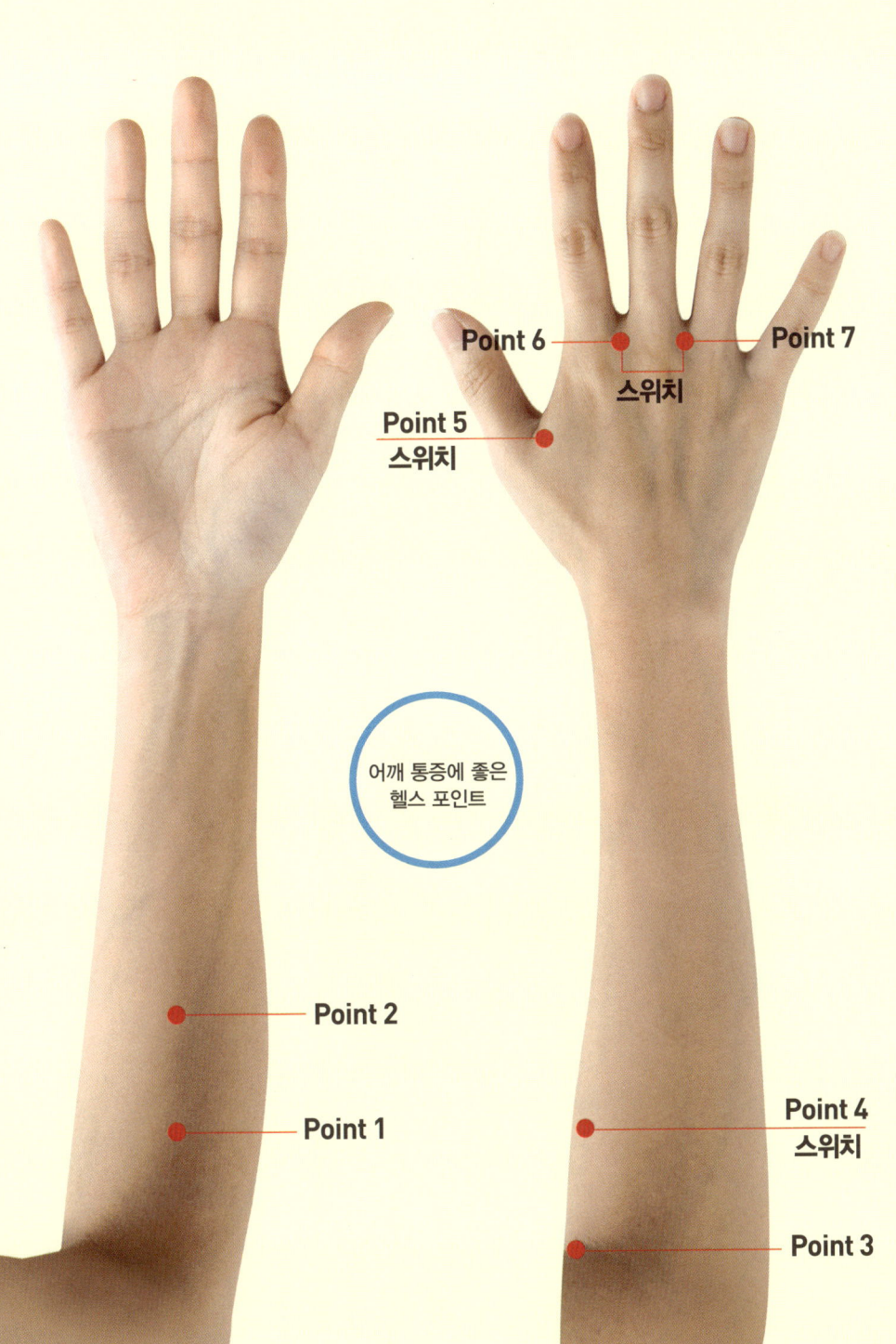

> 몸신 가족 도전

평소 목과 어깨 등에 가벼운 통증을 느껴왔다는 변우민. 어깨 상태가 어떤지 알아보기 위해 한 손을 위로, 다른 한 손을 아래로 해서 등 뒤에서 두 손끝이 얼마나 가까이 닿는지 시험해봤다.

변우민의 경우 왼손을 위로 하고 오른손을 아래로 했을 때는 두 손끝이 닿았으나, 반대로 했을 때는 두 손끝이 멀찍이 떨어진 채 닿지 않았다. 손을 뻗으면 왼쪽 어깨에 통증이 느껴진다는 것이다.

임헌석 몸신은 변우민의 왼쪽 어깨 통증 완화를 위해 오른쪽 팔에 톡톡 셀프 건강법을 실시했다. 그 결과 어깨가 훨씬 가볍게 느껴진다는 변우민. 다시 오른손을 위로 하고 왼손을 아래로 해서 등 뒤에서 손끝이 닿도록 시도하자 톡톡 셀프 건강법을 받기 전보다 두 손끝 사이의 거리가 훨씬 좁혀졌다.

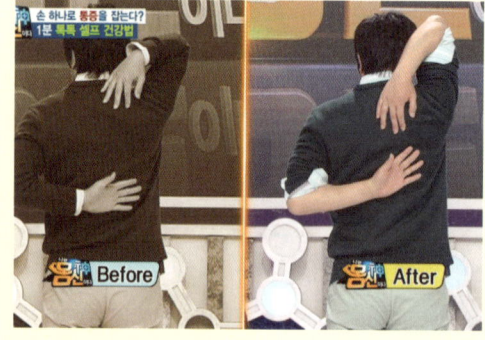

톡톡 셀프 건강법 후 확실히 달라진 두 손끝 사이의 거리.

따라 해보세요

목 통증에 좋은 톡톡 셀프 건강법

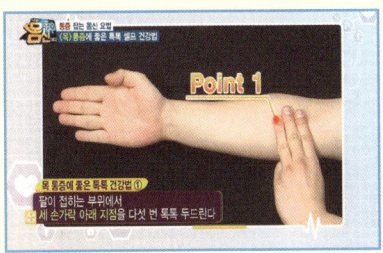

1. 팔이 접히는 곳에서 세 손가락만큼 떨어진 지점을 찾아 다섯 번 톡톡 두드린다.

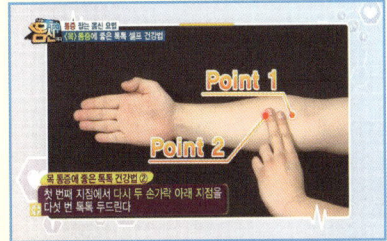

2. 첫 번째 두드린 지점에서 다시 두 손가락 아래 지점으로 옮겨와 다섯 번 톡톡 두드린다.

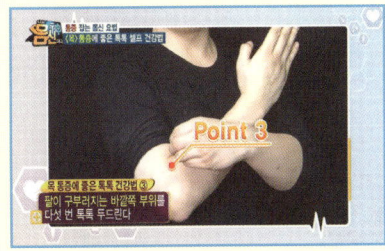

3. 팔이 구부러지는 바깥쪽 부위를 똑같이 다섯 번 톡톡 두드린다.

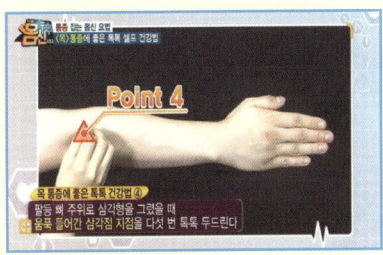

4. 팔에 힘을 주었을 때 팔등뼈 주위에 삼각형 모양으로 움푹 들어가는 지점을 다섯 번 톡톡 두드린다.

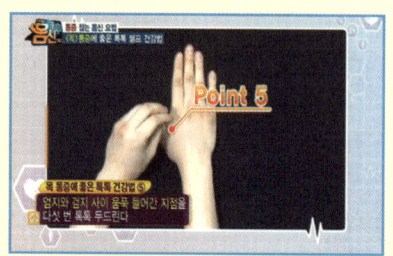

5 엄지와 검지 사이 움푹 들어간 지점을 다섯 번 톡톡 두드린다.

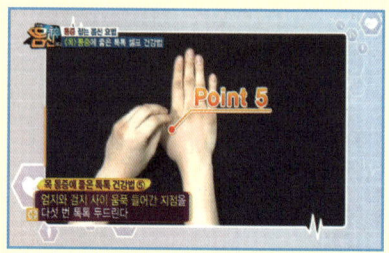

6 엄지와 검지 사이 움푹 들어간 지점을 지그시 눌러준다.

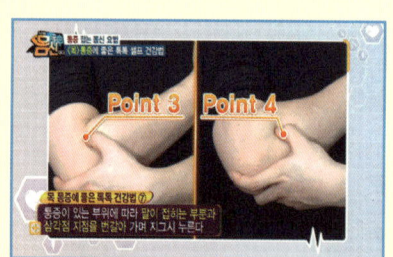

7 통증이 있는 부위에 따라 팔이 접히는 부분과 삼각점 지점을 번갈아가며 지그시 누른다.

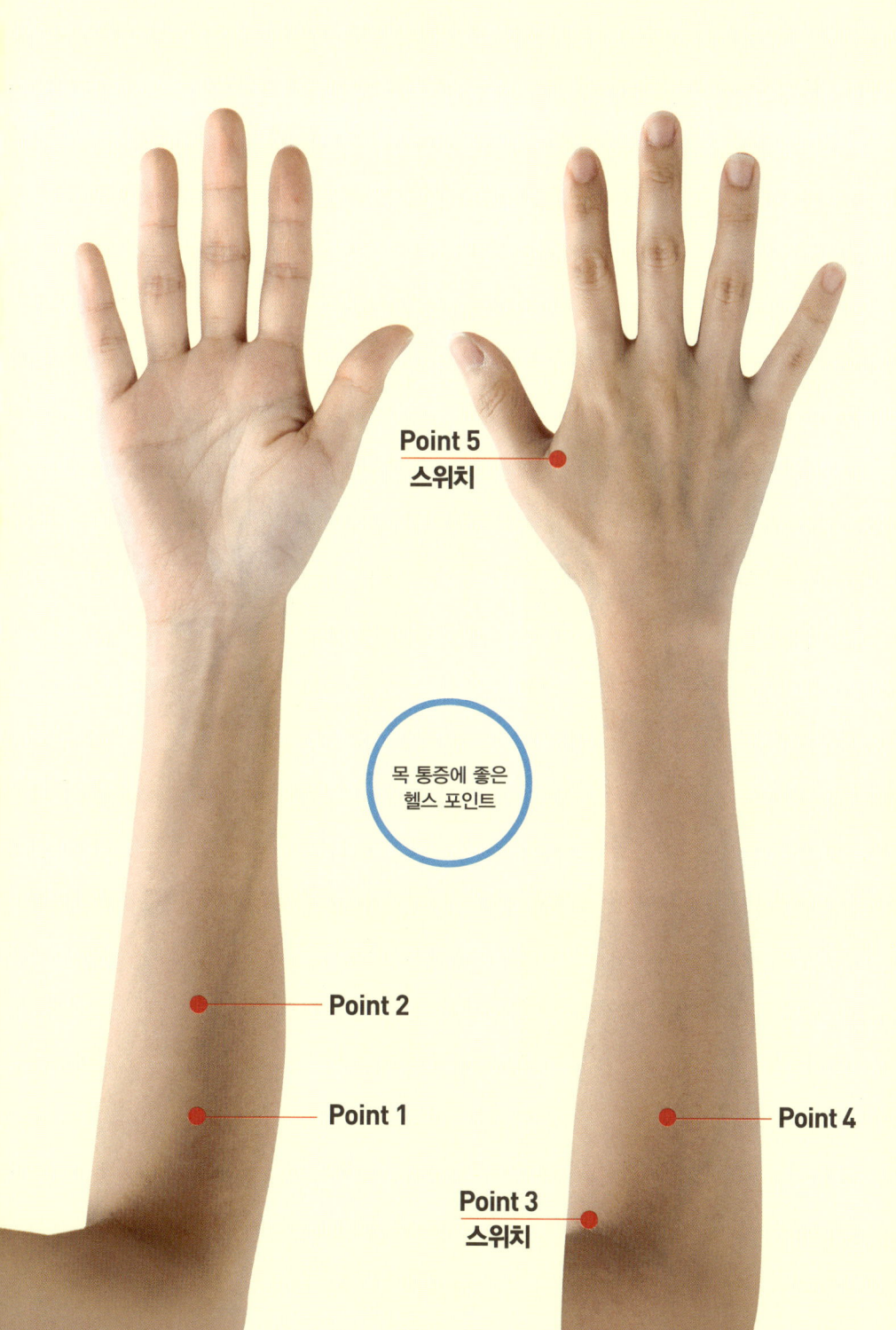

따라 해보세요

허리 통증에 좋은 톡톡 셀프 건강법

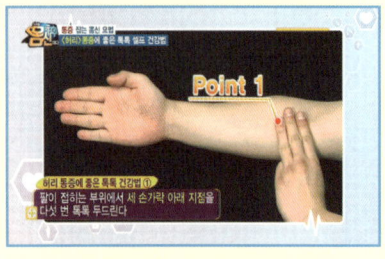

1 팔이 접히는 곳에서 세 손가락만큼 떨어진 지점을 다섯 번 톡톡 두드린다.

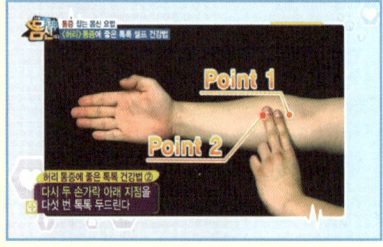

2 첫 번째 두드린 지점에서 다시 두 손가락 아래 지점으로 옮겨와 다섯 번 톡톡 두드린다.

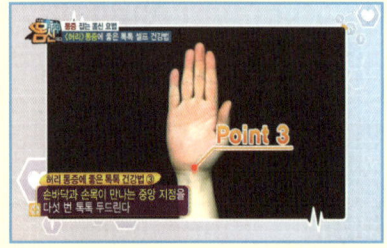

3 손바닥과 손목이 만나는 곳 중앙 지점을 다섯 번 톡톡 두드린다.

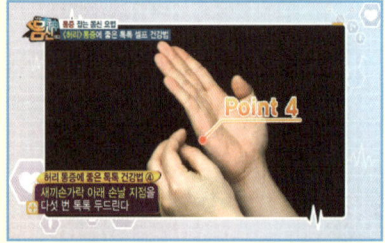

4 새끼손가락 아래 손날 지점을 다섯 번 톡톡 두드린 다음 손등이 접히는 지점을 다섯 번 톡톡 두드린다.

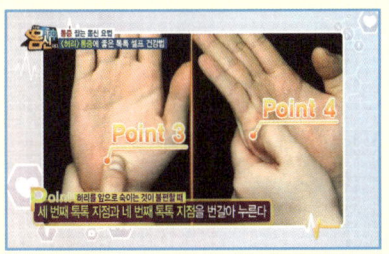 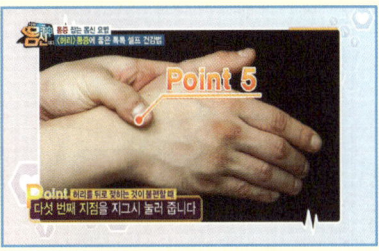

5 허리를 앞으로 숙이는 것이 불편한 경우 세 번째 지점과 네 번째 지점을 각각 3초간 세 번 번갈아 누른다.

6 허리를 뒤로 젖히는 것이 불편한 경우 손등 바깥쪽 접히는 부위를 3초간 세 번 지그시 누른다.

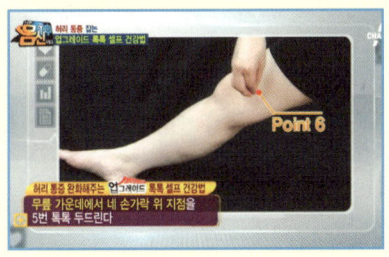 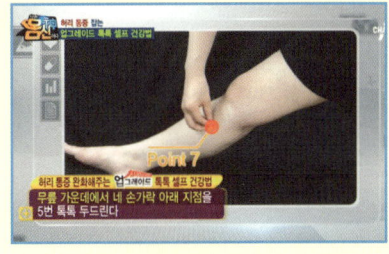

7 무릎 가운데에서 네 손가락 위 지점을 다섯 번 톡톡 두드려준다.

8 무릎 가운데에서 네 손가락 아래 지점을 톡톡 다섯 번 두드려준다.

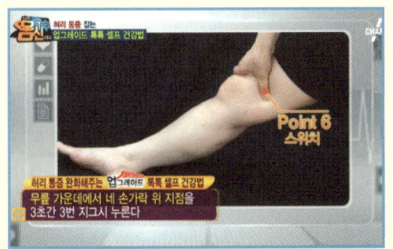 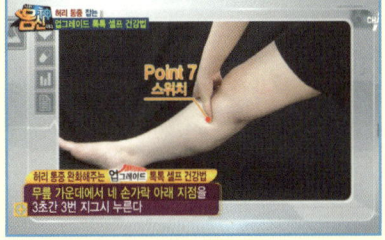

9 무릎 가운데에서 네 손가락 위 지점을 3초간 세 번 지그시 눌러준다.

10 무릎 가운데에서 네 손가락 아래 지점을 3초간 세 번 지그시 눌러준다.

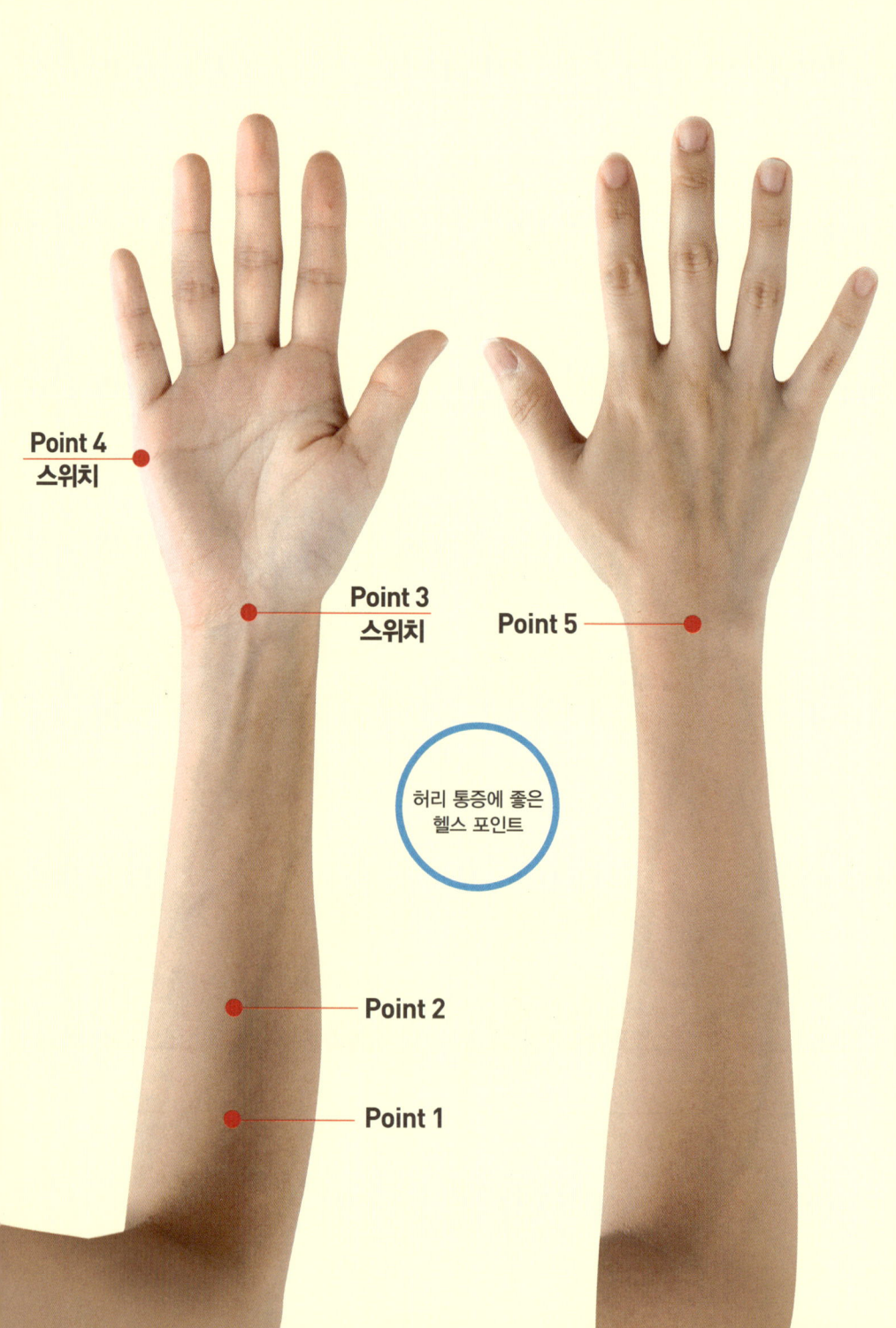

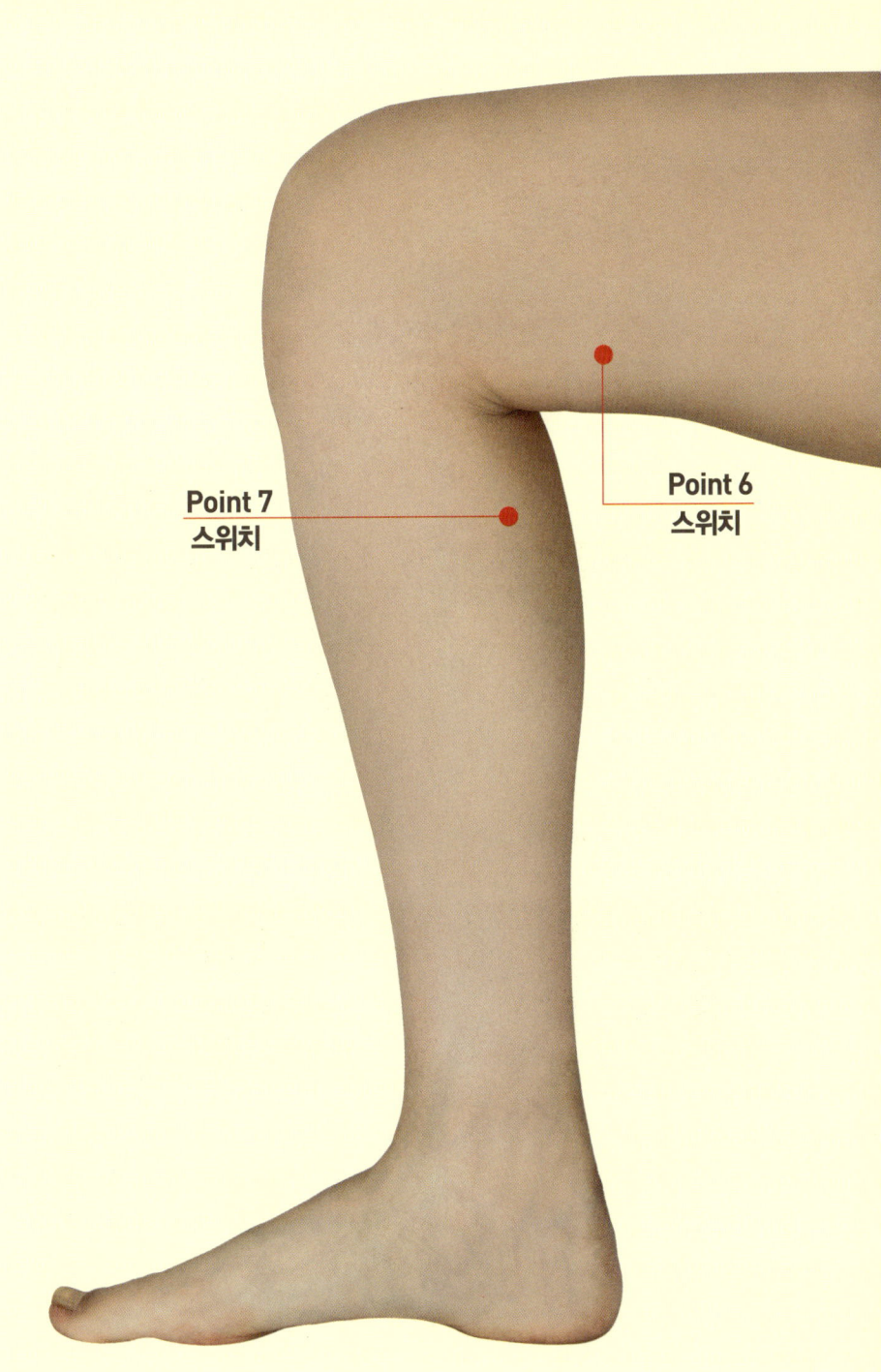

따라 해보세요

류마티스 관절염 잡는 톡톡 셀프 건강법

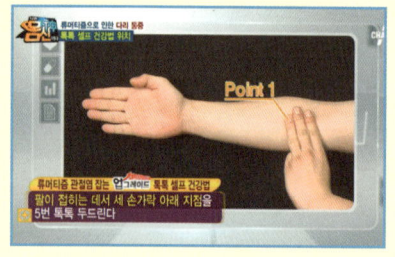

1. 팔이 접히는 부분에서 세 손가락 아래 지점을 다섯 번 톡톡 두드린다.

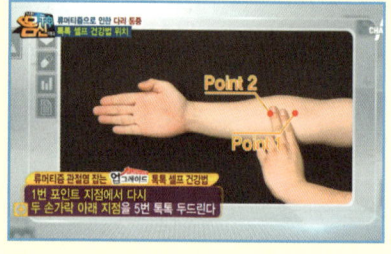

2. 첫 번째 두드린 지점에서 다시 두 손가락 아래 지점으로 옮겨와 다섯 번 톡톡 두드린다.

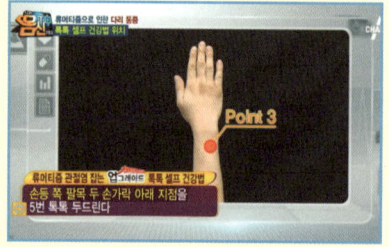

3. 손등 쪽 팔목 두 손가락 아래 지점을 다섯 번 톡톡 두드린다.

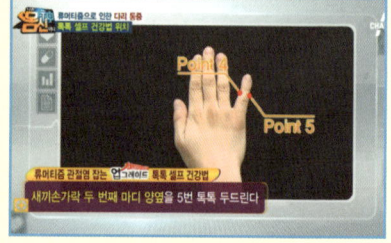

4. 새끼손가락 두 번째 마디 양 옆을 다섯 번 톡톡 두드린다.

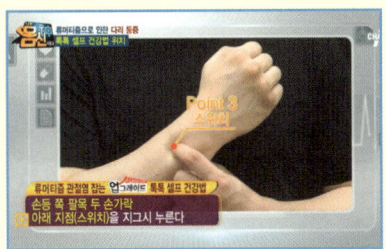

5 손등 쪽 팔목 두 손가락 아래 지점(스위치)을 지그시 눌러준다.

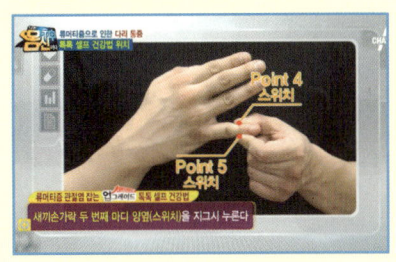

6 새끼손가락 두 번째 마디 바깥쪽을 지그시 눌러준다.

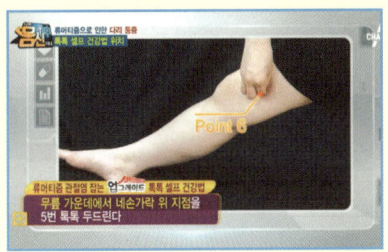

7 무릎 가운데에서 네 손가락 위 지점을 다섯 번 톡톡 두드려준다.

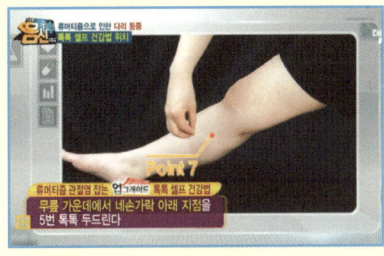

8 무릎 가운데에서 네 손가락 아래 지점을 톡톡 다섯 번 두드려준다.

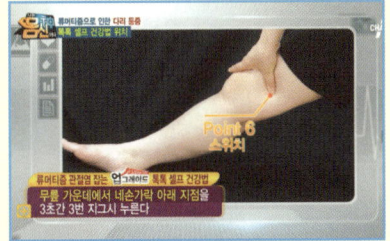

9 무릎 가운데에서 네 손가락 아래 지점을 3초간 세 번 지그시 눌러준다.

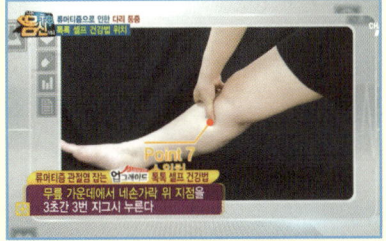

10 무릎 가운데에서 네 손가락 아래 지점을 3초간 세 번 지그시 눌러준다.

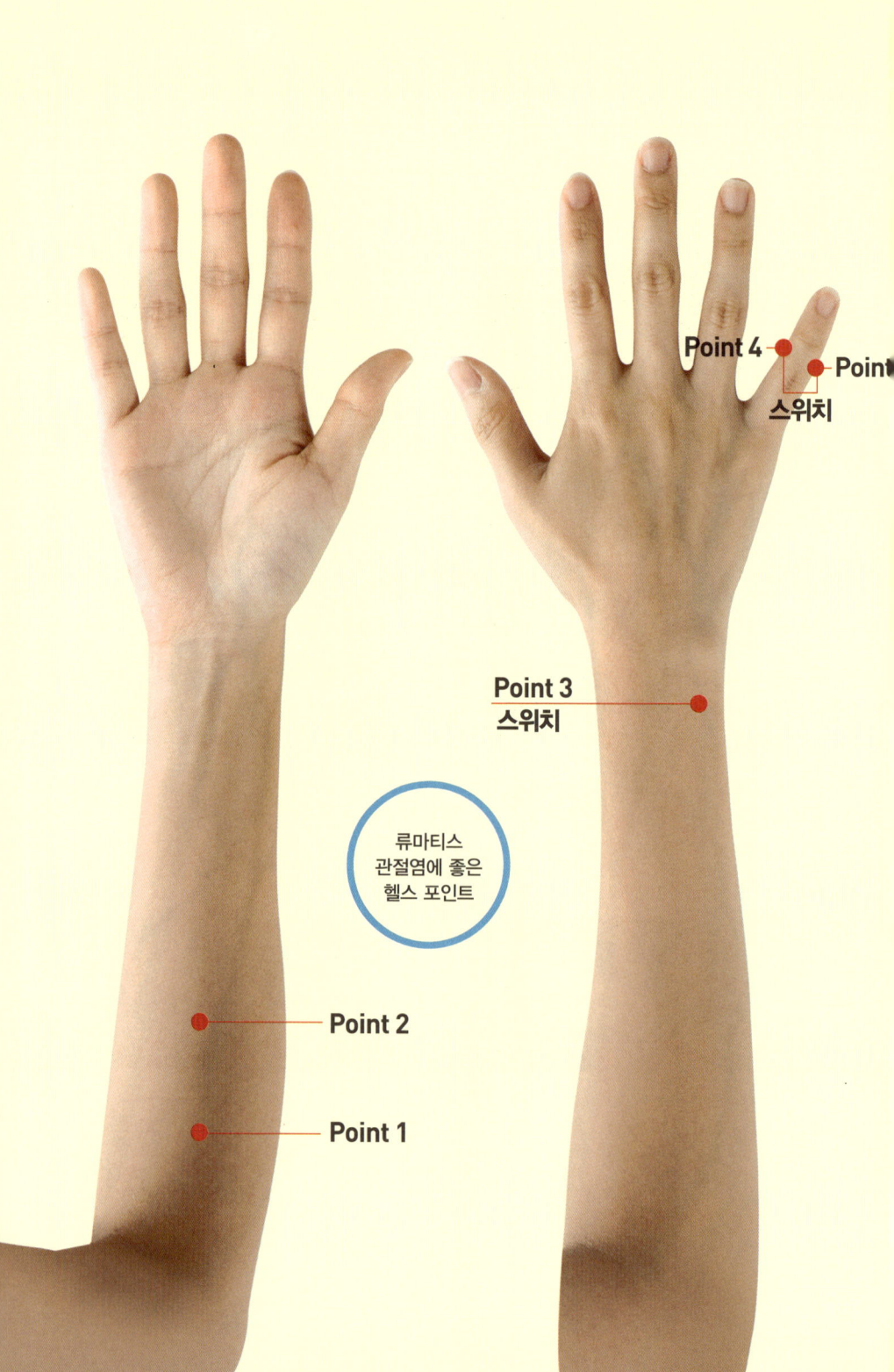

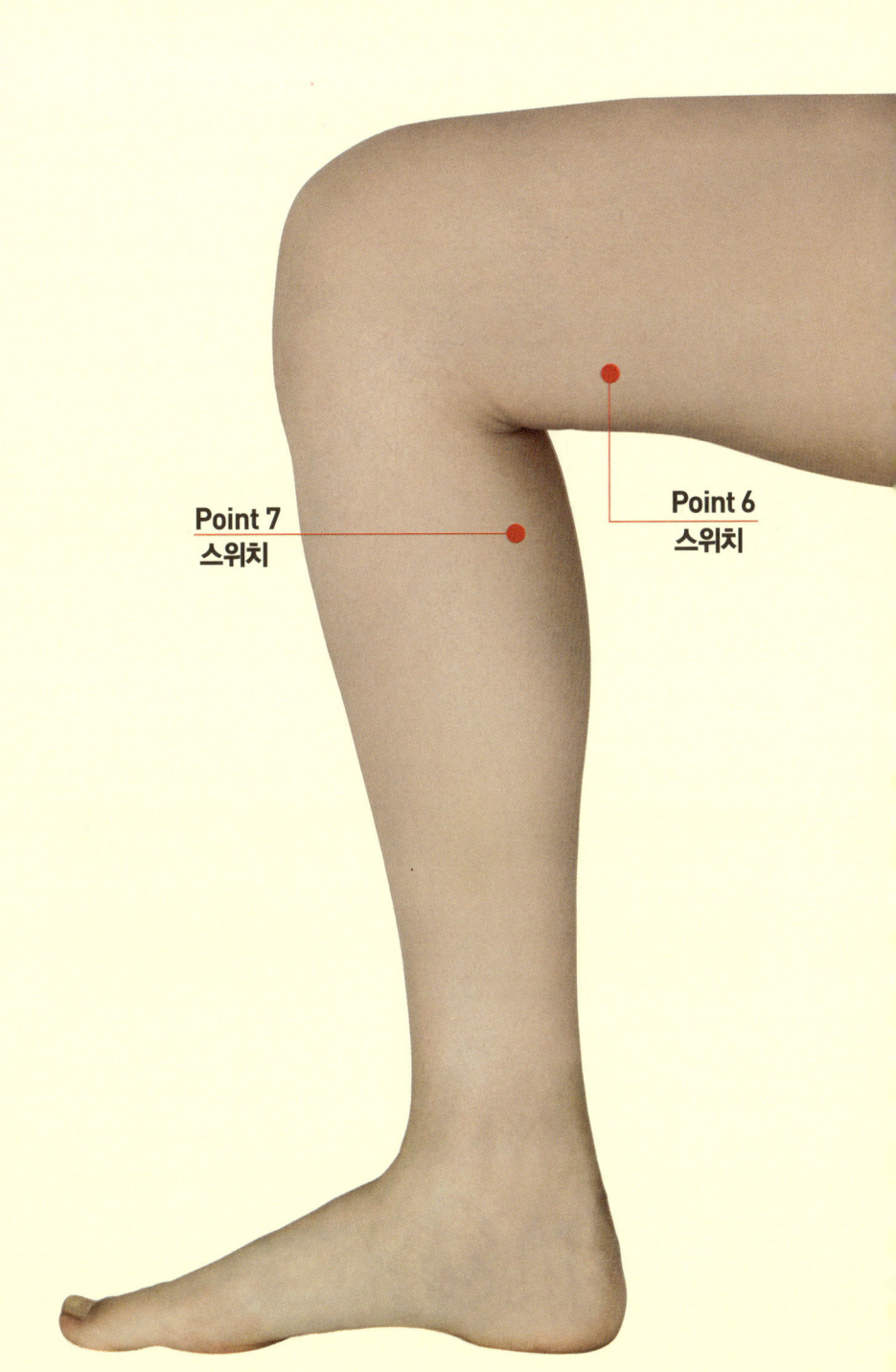

따라 해보세요

치매 예방과 몸의 유연성 길러주는 톡톡 체조

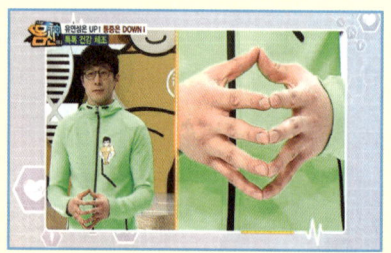

1 어깨에서 힘을 빼고 왼발을 어깨너비만큼 벌린다. 양팔을 가슴 쪽으로 밀착하고 양 손가락을 마주 붙인 후 혀를 입천장에 붙인다.

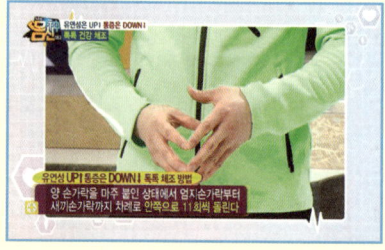

2 나머지 손가락은 모두 맞붙인 상태에서 엄지손가락을 떼어내 양 엄지손가락을 바깥쪽에서 안쪽을 향해 빙글빙글 11회 돌린다.

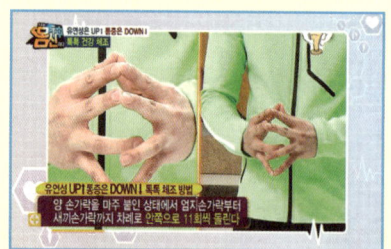

3 엄지손가락을 붙이고 다음에는 검지를 떼어내 같은 방법으로 돌린다. 같은 방법으로 새끼손가락까지 모두 돌린다.

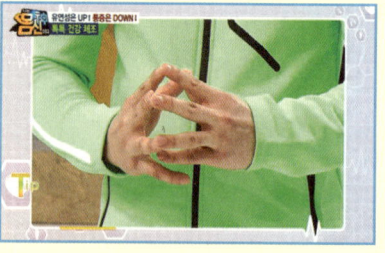

4 특히 약지를 떼어내 돌리는 게 잘 안 될 것이다. 그만큼 약지에 해당되는 뇌 부위의 기능이 떨어져 있다는 뜻이다. 여러 번 하다 보면 조금씩 익숙해진다.

> 몸신 가족 도전

이미 생긴 통증을 다스리는 것 못지않게 중요한 것이 통증이 오기 전 몸 상태를 최상으로 끌어올려 유지하는 것이다. 근육이 긴장 상태에서 벗어나지 못하면 혈액순환이 안 돼 쉽게 통증이 찾아온다. 그래서 평소 스트레칭 등을 통해 근육을 풀어주는 작업이 필요한 것이다.

우선 몸신 가족들의 근육이 얼마나 긴장돼 있는지를 알아보기 위해 유연성 테스트를 실시했다. 발과 지면이 닿는 위치를 0으로 설정하고 허리를 굽힌 상태에서 손을 뻗쳐 그에 못 미치면 −로, 그 이상 몸을 굽히면 +로 표시했다. 그 결과 이용식 −18cm, 김동환 교수 −10.1cm, 오한진 박사 −6cm, 변우민 +13.1cm로 나타났다.

잠시 후 손가락 톡톡 체조를 끝낸 뒤 다시 한 번 몸신 가족들의 유연성을 측정했다. 그랬더니 이용식 −11.5cm, 김동환 교수 −6.4cm, 오한진 박사 −0.5cm, 변우민 +16.8cm라는 놀라운 결과가 나왔다. 잠깐의 운동으로 적게는 3.7cm에서 많게는 6.5cm까지 팔을 뻗을 수 있는 최대치가 늘어난 것이다.

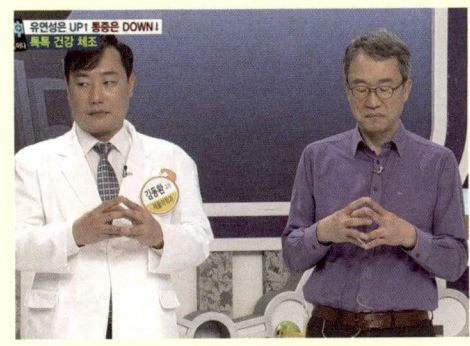

톡톡 체조를 하고 있는 김동환 교수와 오한진 박사.

운동의 체감 효과에 대해 정은아 MC는 "몸에서 열이 나는 듯하다"라고 했으며 오한진 박사는 "뒷머리가 띵한 느낌이 왔다"고 평했다. 이런 현상에 대해 임헌석 몸신은 "몸에서 열이 나는 것은 혈액순환이 원활해졌다는 신호이며 뒷머리가 띵한 느낌은 손가락 체조를 통해 뇌에 산소가 공급됨으로써 뇌의 활동이 활발해졌기 때문"이라고 분석했다.

덧붙여 연세 드신 분들이 TV를 보면서 하루에 세 번 이상 이 체조를 하면 치매예방 효과도 있다고 강조하면서 이때는 서두르지 말고 천천히 하는 것이 근육의 이완을 돕고 혈액순환을 원활하게 할 수 있는 노하우라고 조언한다.

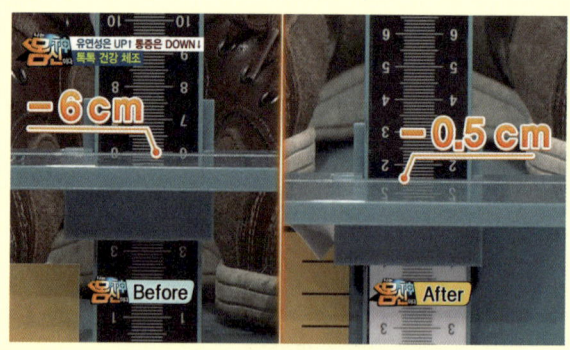

톡톡 체조를 하기 전 -6cm였던 오한진 박사는 체조 후 -0.5cm로 유연성이 상승했다.

음식으로
만성통증 잡는다

통증 완화에 도움을 주는 대표적인 음식이 다시마다. 다시마에 풍부하게 함유된 비타민과 미네랄, 식이섬유는 체내 유해물질의 배출을 돕는다. 특히 알긴산 성분은 혈액을 탁하고 걸쭉하게 만드는 유해물질과 독소를 제거해 피를 맑게 만들고 장의 기능을 강화시켜 배변을 촉진한다.

육류 위주의 식습관, 패스트푸드나 가공식품의 과도한 섭취는 체내 독소 생성을 촉진하며, 장내 유해균을 증가시켜서 면역력을 떨어뜨린다. 다시마에는 장내 유익균의 먹이가 되는 식이섬유가 풍부하기 때문에 장의 해독 및 면역 기능을 높이는 데 효과적이다.

또한 다시마에 들어 있는 요오드는 갑상선호르몬을 자극해 신진대사를 활발하게 해준다. 꾸준히 먹으면 어깨나 목결림을 예방하는 데 효과가 있다. 다시마는 혈압까지 낮춰주기 때문에 어깨결림이 있는 고혈압 환자에게도 좋은 식품이다.

쥐눈이콩에 들어 있는 페닐알라딘 성분도 천연 진통제 역할을 한다. 우리 몸에는 엔돌핀이라는 통증을 차단하고 면역체계를 강화하는 호르몬이 있는데, 쥐눈이콩의 페닐알라딘 성분이 이 엔돌핀을 파괴하는 효소를 억제시킨다고 알려져 있다.

염증 줄여주고 피로 해소에 좋은 유자

차로 즐겨 마시는 유자도 통증을 덜어주는 식품. 유자에는 리모넨이라는 항산화 성분이 들어 있는데 항균과 항염증에 탁월한 효능이 있어 몸속의 염증을 억제하고 염증으로 인한 통증을 완화시켜준다. 또한 레몬보다 세 배 많은 비타민 C와 유기산이 함유되어 피부미용과 피로 해소에도 좋다.

유자는 흔히 차 형태나 샐러드드레싱으로 먹는데, 요리할 때 조청이나 물엿 대신 유자청을 사용하는 것도 좋은 방법이다.

카레에 들어 있는 강황도 통증 완화에 좋은 식품이다. 강황 속에 들어 있는 커큐민 성분은 비만, 뇌졸중, 치매 예방 효능이 있으며, 우리 몸에서 염증과 통증을 유발하는 물질의 생성을 억제하고 면역력을 높여주며 암이나 당뇨병 등에도 효능이 있다.

> 직접 만들어보세요

다시마로 만든 다생차

① 물 500cc에 다시마 한 조각을 넣고 두 시간 동안 끓는 물에 우려낸다.
② 다시마를 우려낸 물에 얇게 썬 생강 한 조각(10g)을 넣고 30분간 끓인다.

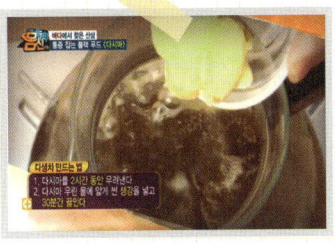

다시마로 만든 다생차

쥐눈이콩으로 만든 대산고

① 쥐눈이콩을 끓는 물에 한 번 삶아낸 후 마늘을 넣고 끓인다.
② 마늘이 익기 시작하면 꿀과 조청을 넣고 졸아들 때까지 끓인다. 조리 중 꿀과 조청을 넣는 이유는 단맛을 내기 위해서라기보다 쥐눈이콩에 들어 있는 효소를 빨리 활성화시키기 위해서다.

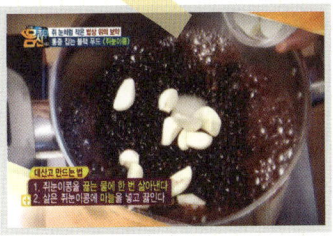

쥐눈이콩으로 만든 대산고

멸치유자청볶음

① 프라이팬에 올리브유를 두르고 멸치를 넣고 볶는다.
② 멸치가 볶아지면 유자청을 넣고 함께 볶는다.

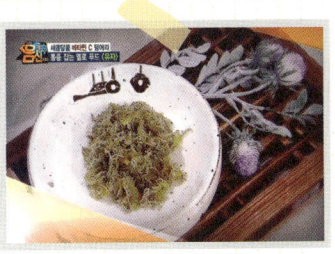

멸치유자청볶음

⑥ 갱년기 건강 책임지는 골반 교정체조

핸드폰 스캔창을 QR 코드에 대면
동영상을 보실 수 있습니다

갱년기 무엇이 문제인가?

우리나라 중년 여성 10명 중 7명, 중년 남성 3명 중 1명이 고통받고 있다는 갱년기 질환. 과연 갱년기 질환이란 무엇이고 왜 생기는 것일까?

누구나 40대 후반에서 50대로 접어들면 성호르몬 분비가 감소되어 심리적, 신체적 변화를 겪게 된다. 우울하고 식욕이 떨어지며 피부는 탄력을 잃고 안면홍조가 생기기도 한다. 각종 비뇨기와 생식기 질환도 발생한다. 이들 모두 갱년기에 나타나는 증상들이다.

그런데 증세를 느끼는 정도는 천차만별이다. 어떤 사람은 신체적 변화를 가볍게 느끼고 지나가는가 하면, 또 어떤 사람은 기억력이 감퇴하고 밤에는 잠을 못 이루며 우울증이 심해 자살 충동을 느끼는 경우까지 있을 정도로 개인차가 크다.

여성은 요실금, 남성은 전립선 질환으로 고통

갱년기는 특히 여성에게 혹독하게 다가온다. 폐경이 되면 여성호르몬 분비가 중단되어 골다공증이 찾아오고 요도나 방광, 질 등에도 염증이 자주 생긴다. 요실금도 갱년기 여성들을 괴롭히는 질병 중 하나다. 특히 출산을 겪은 여성들은 자궁 근육이 약화되어 더 쉽게 갱년기 질환에 노출된다.

하지만 갱년기 질환은 여성만의 병이 아니다. 남성도 갱년기 질환을 앓는다. 다만, 여성들처럼 갱년기 변화를 예민하게 못 느껴 자신의 몸 상태를 점검하지 않는다는 게 문제다.

남성은 30세가 넘으면서 1년에 1%씩 남성호르몬인 테스토스테론이 서서히 감소하고 여성은 50세가 넘으면서 여성호르몬인 에스트로겐이 급속히 감소한다. 그래서 남성은 자신의 증세를 잘 모르고 지나

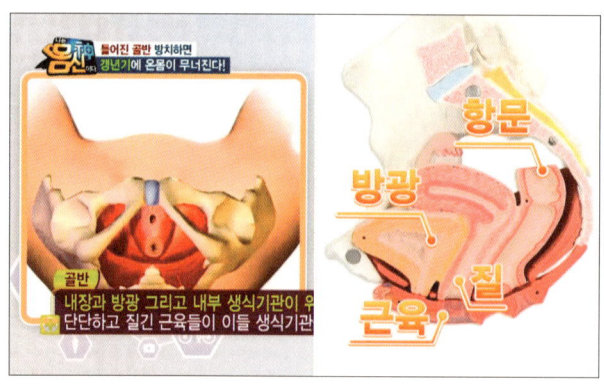

골반 근육이 약해지면 요실금이 생기기 쉽다.

치는 경우가 많은 것이다.

전문가들은 여성들과 마찬가지로 남성들에게도 요실금이 나타나지만 보다 심각한 것은 전립선 질환이라고 말한다. 나이가 들면 대부분의 인체기관이나 키 등은 축소되는데 유일하게 크기가 커지는 기관이 전립선이다. 게다가 골반 근육이 약해지면 전립선비대증이 훨씬 심해진다.

갱년기 질환과 직결된 골반 건강

갱년기 신체 질환은 무엇보다 '골반 건강'과 직결되어 있다. 골반은 척추와 양쪽 다리를 이어주는 신체 부위로 두 개의 볼기뼈와 엉치뼈, 꼬리뼈로 구성되어 있다.

골반 안에는 각종 내장과 방광, 생식기관 등 중요 장기들이 자리 잡고 있는데 이들을 지탱해주는 것이 골반 근육이다. 그런데 이 근육이 나이 들어 힘이 빠지고 늘어지면 근육 사이의 신경이 압박을 받아 각종 통증이 유발된다.

사람에 따라서는 꼬리뼈가 빠지는 듯한 통증에 내부 장기들이 아래로 쏟아지는 느낌이 들 수도 있다. 또한 의자나 딱딱한 자리에 앉는 것만으로도 엄청난 통증을 호소하기도 한다.

골반 근육 약화로 생기는 대표적 증세 중 하나가 요실금이다. 비뇨기과를 찾는 중년 여성들 대부분은 요실금이 원인인 경우가 많다. 요실금은 나타나는 양상에 따라 '복압성 요실금'과 '절박성 요실금'으로 나눌 수 있다.

골반 근육 약화로 생기는 요실금

전체 요실금 환자의 30~60%를 차지할 정도로 가장 흔한 복압성 요실금은 골반 근육의 탄력이 떨어져서 생기는 증상으로 특히 출산이 결정적 원인이 된다. 아이가 크게 태어나거나 난산을 하여 골반 근육이 손상된 상태로 나이가 들면 근육이 더더욱 약해진다. 이렇게 되면 기침 혹은 재채기를 하거나, 크게 웃거나, 줄넘기를 하거나, 무거운 것을 드는 등 배에 힘을 줬을 때 소변이 새어 나오게 된다. 비만 역시 복압성 요실금을 유발한다. 뚱뚱해지면 복막 속에 지방이 쌓이면서 방광이나 자궁이 처져 기능이 떨어지기 때문이다.

반면 절박성 요실금은 방광 안에 소변이 조금만 차도 방광의 감각이 예민해지거나 정상보다 적은 용적에서도 수축을 하여 소변이 새는 증상이다. 뇌졸중이나 파킨슨병, 치매, 뇌종양 같은 뇌 질환이나 척수 손상, 전립선비대증, 만성 방광염 등이 원인이다. 전체 요실금의 10~20%를 차지한다.

이런 증상은 여성의 경우 폐경과 함께 없던 증상이 생기거나 혹은 더 심해지거나 하는데 요즘은 이 요실금 발병 나이가 점점 내려가고 있는 추세다.

골반 근육은 생식기나 방광, 항문만 받쳐주는 게 아니라 골반 위쪽에 위치한 다른 장기들도 받쳐주는 역할을 한다. 쉽게 말해 골반은 우리 몸 전반을 받쳐주는 마룻바닥 같은 것으로 생각하면 된다.

집의 마룻바닥이 꺼지면 마루 위에 얹혀 있던 것들이 밑으로 빠지는 것처럼 골반 근육이 약화되면 장기, 방광, 요도, 자궁, 직장 탈출 등이 발생한다. 어른들이 '여자는 나이를 먹으면 밑이 빠진다'라고 했던 말은 바로 이런 증세를 표현한 것이다.

장기탈출증은 장기를 받쳐주는 근육이 늘어지거나 찢어져 더 이상 받쳐줄 수 없을 때 배 속의 장기가 아래쪽으로 쏠려 몸 밖으로 밀려 나오는 증세다. 요도 쪽 근육이 찢어지면 요도를 따라 방광이 돌출되고, 자궁 근육이 찢어지면 자궁이 튀어나오는 식이다. 작으면 밤톨만 한 크기로, 심할 경우 아기 머리만 한 크기로 튀어나오기도 한다.

특히 여성들은 난산을 했거나 유전적으로 골반저근 콜라겐 섬유가 약하면 장기탈출증을 앓기 쉽다. 또 만성기침 증세가 있거나 비만, 변비가 심할 경우 혹은 오랫동안 쭈그려 앉는 등의 자세도 장기가 몸 밖으로 빠져나올 위험을 높인다.

때문에 골반 형태와 골반 근육을 정상적으로 튼튼하게 유지하는 것이 갱년기의 각종 신체 질환을 예방하고 완화하는 지름길이다.

갱년기
자가 진단법

남성 아래 사항을 체크해 ①과 ⑦의 증세가 있으면 바로 남성 갱년기라고 진단할 수 있고, 그 외 항목 중 3개 이상이 해당하면 역시 갱년기가 왔다고 볼 수 있다.

① 성적 흥미가 떨어졌다.
② 기력이 몹시 떨어졌다.
③ 키가 줄었다.
④ 근력이나 지구력이 떨어졌다.
⑤ 삶의 즐거움을 잃었다.
⑥ 슬프거나 불안감이 있다.
⑦ 발기 강도가 떨어졌다.
⑧ 작업 능력이 떨어졌다.
⑨ 운동할 때 민첩성이 떨어졌다.
⑩ 밥을 먹으면 바로 졸음이 느껴진다.

여성 다음의 질문 중 해당하는 란에 V 표시를 하고 각 답변의 점수를 더한다. A는 36점이 최고 점수이며 이에 가까울수록 갱년기가 찾아왔다는 뜻이 된다. B는 18점이 최고 점수이며 이에 가까울수록 갱년기가 이미 시작되고 있음을 뜻한다.

지난 한 달간 다음을 경험했습니까?	(A) 어떠했습니까?			(B) 당신에게 진짜 문제가 됩니까?	
질문	없다 (0점)	가끔 (1점)	자주 (2점)	그렇다 (1점)	아니다 (0점)
1. 얼굴이 잠깐씩 화끈거리며 달아오른다.					
2. 가슴이 두근거린다.					
3. 머리가 아프다.					
4. 가슴이 아프거나 답답하다.					
5. 숨이 가쁘다.					
6. 손발이 저린다.					
7. 기운이 없거나 쉽게 피로하다.					
8. 관절이 여기저기 아프다.					
9. 기억력이 떨어졌다.					
10. 괜히 불안하다.					

11. 우울하다.		
12. 혼자 외출하기 겁난다.		
13. 재채기를 할 때나 달릴 때 소변을 지린다.		
14. 질 주위가 건조하다.		
15. 성욕이 감소했다.		
16. 성관계 시 불편하다.		
17. 집안일을 할 때 어려움이 있다.		
18. 일터에서 일할 때 어려움이 있다.		
결과 보기	A 점수:	B 점수:

〈자료출처 · 국민건강보험공단〉

골반 틀어짐 자가 진단법

갱년기 건강을 좌우하는 골반 근육. 지금 내 골반의 상태는 어떨까? 집에서 혼자 골반이 틀어진 정도를 쉽게 체크할 수 있는 방법이 있다.

① 양발을 모으고 반듯하게 선다. 바닥에 신문지나 A$_4$ 용지를 놓고

시작점을 표시하면 어느 방향으로 얼마나 몸을 움직였는지 체크하기 편리하다.

② 그 자리에서 눈을 감고 제자리걸음을 30번 한다. 이때 다리는 45도에서 90도 정도로 자연스럽게 올린다. 팔도 자연스럽게 앞뒤로 흔든다.

③ 제자리걸음 후 두 발이 원래 시작점에 있다면 정상 골반이고, 시작점에서 벗어나 있다면 틀어진 골반이다.

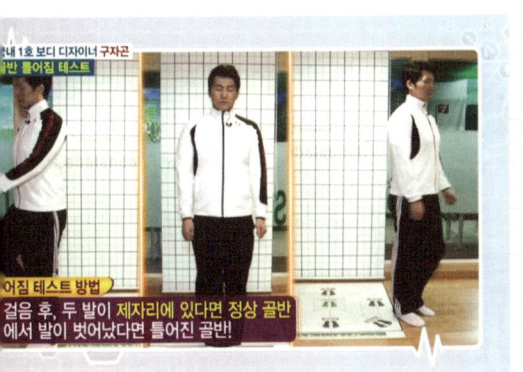

제자리걸음 후 시작점에서 벗어나 있다면 골반이 틀어진 것이다.

☑ 골반 틀어짐 심각도

거리
30cm : 초기   60cm : 중기
90cm : 말기

각도
45도 미만 : 초기
45도 이상 : 심각

몸신 가족들의
골반 상태를 공개합니다!

변우민
(51세)

골프 티칭 자격증을 딸 만큼 골프를 즐기는 변우민. 일주일에 스윙만 2,500회를 한다. 문제는 골프가 비대칭 운동이라는 점. 몸을 한쪽 방향으로만 움직이다 보니 골반이 많이 틀어졌다.

오른손잡이의 경우 스윙을 많이 하면 골반이 오른쪽에서 왼쪽으로 틀어지게 마련인데, 제자리걸음을 통해 점검해보니 과연 왼쪽으로 틀어진 정도가 심했다. 왼쪽 40도 각도로 170cm를 걸어간 것으로 미뤄볼 때 골반이 오른쪽에서 왼쪽으로 틀어진 것은 물론 앞쪽으로도 많이 쏠려 있음을 알 수 있었다.

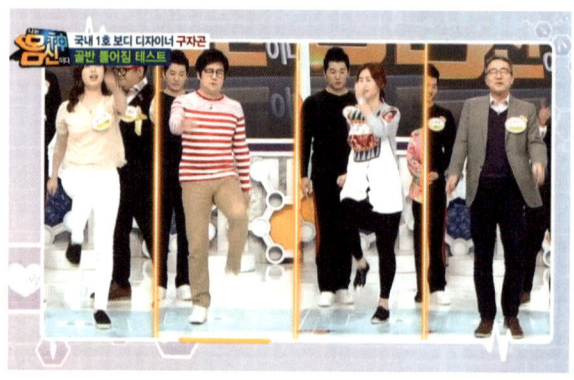

골반 틀어짐 테스트를 하고 있는 몸신 가족들.

조민희
(46세)

평소 바닥에 반듯이 누우면 왼쪽 골반이 오른쪽보다 튀어나온다는 조민희. 역시 제자리걸음을 해보니 골반이 왼쪽에서 오른쪽으로 틀어진 상태임이 밝혀졌다. 조민희는 오른쪽 45도 각도로 40cm 나아갔다. 틀어짐의 정도가 심한 편은 아니지만, 살짝 틀어지기 시작한 초기부터 관리하지 않으면 이후 악화될 수 있으므로 주의해야 한다.

오한진
(55세)

오한진 박사는 직선으로 100cm를 걸어갔다. 이는 '전향형'이라고 해 골반이 앞으로 쏠린 상태인데, 장시간 앉아 있는 습관으로 인해 엉덩이 근육이 약해지고 장요근이 짧아지면서 무게중심이 앞쪽으로 쏠리기 때문에 생기는 현상이다.

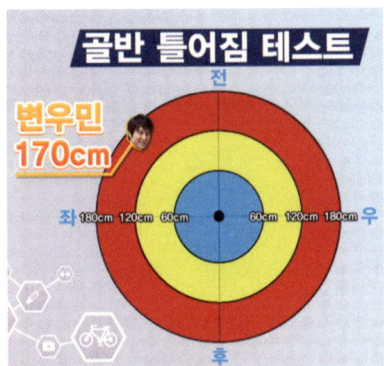
골반이 왼쪽으로 틀어진 것으로 밝혀진 변우민.

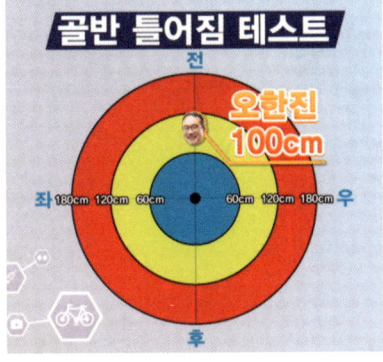
골반이 앞쪽으로 쏠린 오한진 박사.

갱년기 질환 궁금증
Q & A

Q 골반 근육이 남성의 성기능과도 연관이 있는가?

A 골반 근육은 남녀를 불문하고 성기능에 상당히 영향을 준다. 몸 안에 있는 생식기나 몸 밖으로 돌출된 생식기 모두 골반 근육이 받치고 있는 기관이기 때문에 남성은 사정을 할 때, 여성은 질 수축을 할 때 골반 근육의 힘이 굉장히 중요하다(윤하나 이대목동병원 비뇨기과 교수).

Q 폐경이 한참 지난 경우에도 여성호르몬 주사가 도움이 되나?

A 체내 여성호르몬이 부족해졌을 때는 후유증을 막기 위해 외부에서 보충해주는 수밖에 없으므로 호르몬 주사 등은 여성에게 필요한 치료다. 그리고 그 치료 시기가 중요하다.

세계보건기구에서 여성호르몬 치료 효과에 대해 발표한 적이 있는데, 여성호르몬 치료를 빨리 시작한 사람은 심장 질환이나 고혈압, 고지혈증 등의 혈관 질환과 유방암, 난소암, 자궁암, 골다공증 등의 발병률이 비교적 낮아지는 것으로 나타났다. 하지만 유방암, 난소암, 자궁암 등의 가족력이 있거나 현재 이런 병에 걸려 있는 사람은 함부로 여성호르몬제 치료를 받아서는 안 된다(윤하나 교수).

여성호르몬제 치료는 증세가 나타나기 시작한 초기에 받으면 도움이 되지만 갱년기가 이미 많이 진행된 상태에서 뒤늦게 받으면 오히려 부작용이 있을 수 있다.

따라서 폐경이 시작되었을 때 초기부터 전문의를 찾아가 호르몬 수치를 검사하고 여성 암 발생 가능성도 체크한 후 호르몬 보충 치료를 받아야 한다(임경숙 식품영양학과 교수).

Q 남성호르몬 주사도 있다고 들었다. 그런데 이 주사를 맞으면 폭력적인 성향이 강해진다고 하던데 사실인가?

A 증세에 따라 호르몬 치료가 필요한 남성도 있지만 불필요하게 호르몬 치료를 받으면 반드시 부작용이 따라온다. 남성호르몬의 영향으로 성격이 거칠어지고 폭력적으로 된다. 간 질환이나 신장 질환이 있는 경우 이를 악화시킬 수 있고 전립선암 발생 가능성이 높아진다는 연구결과도 있다. 하지만 근육 강화 효과가 있어 악용하는 경우가 스포츠 선수들 중 가끔 발견된다.

불필요한 호르몬 주사의 후유증은 이뿐만이 아니다. 인체는 아주 효율적인 기관이기 때문에 외부에서 호르몬이 투입되면 다시는 체내에서 자연적으로 호르몬을 만들지 않으려고 한다. 따라서 섣부른 주사제 투입은 인체의 호르몬 분비 기능을 오히려 저하시킨다(한진우 한의사).

Q 요즘은 20대들 중에서도 갱년기 증세로 고통받는 사람이 있다는데 사실인가?

A 사실이다. 20, 30대 여성이 조기 폐경 문제로 병원을 찾는 경우도 많다. 조기 폐경은 정상보다 폐경이 일찍 오는 것인데 갈수록 스트레스가 심해지는 생활환경이나 잘못된 습관, 유전적인 영향으로 성호르몬의 균형이 깨지면서 발생한다.

우리 몸은 스트레스가 심하면 각종 호르몬의 균형이 깨지는데 그중 하나가 성호르몬이다. 그래서 젊은 갱년기 환자들이 늘어나는 것으로 판단된다(윤하나 교수).

갱년기 질환
이렇게 예방한다

갱년기 여성을 괴롭히는 요실금 예방에 가장 효과적인 방법이 바로 케겔 운동이다. 1948년 미국의 아널드 케겔이라는 산부인과 의사가 질 근육의 힘을 향상시켜 요실금을 치료하기 위해 개발했다.

  케겔 운동은 골반 밑의 근육을 조였다 풀었다를 반복함으로써 괄약근을 강화시켜주는 방법으로, 복압성 요실금과 절박성 요실금의 예방과 치료에 도움이 된다.

  또 최근에는 케겔 운동이 남성의 발기부전에도 도움이 된다는 연구 결과가 발표되기도 했다. 영국의 웨스트잉글랜드대학 연구팀이 6개월 이상 발기부전을 겪은 환자 55명에게 매주 5회씩, 6개월간 케겔 운동을 하도록 한 결과 약 40%가 정상적인 발기 기능을 되찾았고, 35%가 발기 기능이 개선된 것으로 나타났다. 발기부전 치료제 복용과 비슷한 효과를 얻은 것이다.

그런데 문제는 케겔 운동이 좋다는 사실은 알고 있지만 골반저근이 어디에 있는지도 잘 모르고, 손으로 만질 수도 없기 때문에 막상 운동을 해보려 해도 제대로 하기 어렵다는 점이다.

특히 여성은 남성과 근육 구조가 달라서 어느 근육을 어떻게 사용해야 하는지 더욱 알기 어렵다. 이런 문제를 해결해주는 것이 바로 작은 공 하나. 공을 이용하면 어떤 근육을 움직여야 하는지, 근육이 제대로 움직이고 있는지 훨씬 알기 쉽다.

발기부전 치료제와 비슷한 효과 내는 케겔 운동

흔히 케겔 운동법 중 한 가지로 '소변을 보다가 중간중간 힘을 줘서 끊는 연습을 하라'고 권하는 경우가 있다. 그런데 전문가들은 이 방법으로 운동하게 되면 방광이 안 해도 될 일을 불필요하게 자꾸 함으로써 방광 근육이 나빠질 수도 있다고 경고한다.

이 방법은 골반 근육이 어디에 있는지 잘 모를 때 이를 찾기 위해 활용하는 것이 좋다. 소변을 보다가 한두 번 끊어보면 그때 사용하는 근육이 있는데 이것이 바로 골반 근육이다.

그런데 아무리 힘을 줘도 공은커녕 근육이 하나도 안 움직이는 것 같다는 사람이 있다. 이런 경우 운동법이 잘못되었거나 아니면 출산

때 골반 근육이 찢어졌거나 너무 약해서일 수도 있다. 따라서 이런 사람은 병원을 찾아 진단을 받아보는 게 좋다.

여성들을 위한 케겔 운동법

다음은 국내 1호 여자 비뇨기과 의사인 윤하나 이대 목동병원 교수가 알려주는 케겔 운동법이다.

① 의자에 앉아 항문과 질 사이 공간에 공을 놓는다. 자리에 앉았을 때 가장 민감하게 근육이 느껴지는 위치다. 사람에 따라서는 방광이 눌려 소변이 마려울 수도 있다.

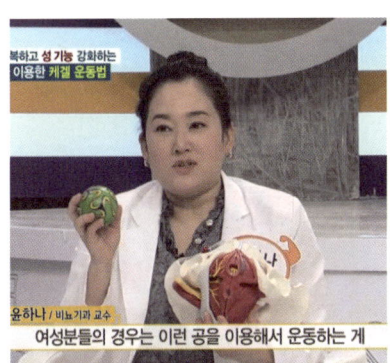

탱탱볼을 이용해 케겔 운동을 하면 요실금 예방에 도움이 된다고 말하는 윤하나 교수.

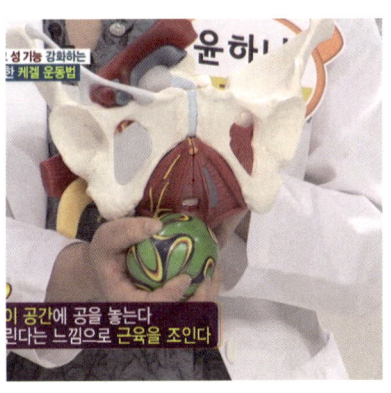

항문과 질 사이 공간에 공을 놓고 끌어올린다는 느낌으로 근육을 조인다.

② 윗배, 아랫배, 엉덩이, 허벅지 등에 힘이 들어가면 안 된다. 이들 부위에서 모두 힘을 뺀다. 엉덩이가 아니라 오로지 항문괄약근과 골반저근만을 이용해 운동해야 한다.
③ 배에 힘을 빼고 숨을 편안하게 쉬면서 항문괄약근을 조여 공을 끌어올린다는 느낌으로 힘을 준다.
④ 10까지 천천히 세면서 힘을 준다.
⑤ 10회 정도의 반복 운동을 통해 근육이 이 상태를 기억하게 하는 게 중요하다.

남성들을 위한 케겔 운동법

① 의자에 편안하게 앉은 후 공을 항문 바로 앞에 놓고 허리를 편다.
② 엉덩이, 배, 허벅지 모두 힘을 뺀다. 항문괄약근을 조여 공을 끌어올린다는 느낌으로 5까지 세면서 공을 천천히 10초간 조인다.
③ 숨은 참지 말고 자연스럽게, 천천히 쉰다. 숨을 참으면 엉뚱한 데 힘이 들어간다.
④ 10초가 지나면 다시 항문괄약근을 이완시킨다.
⑤ 아침, 점심, 저녁 각 30회씩 하루에 100회 정도 한다. 남성들이 이 운동을 했을 때 성기능이 강화되는 이유는 케겔 운동에 사용하는 근육이 성관계 시 쓰는 근육과 동일하기 때문이다.

몸신의 비책을 배운다

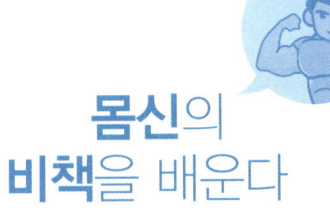

SOLUTION 1

구자곤 몸신의 1분 만에 황금 골반 만들기

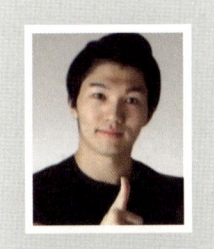

구자곤 몸신
국내 1호 보디디자이너
송승헌, 권상우
전담 트레이너

집에서도 틀어진 골반을 손쉽게 잡아주고 골반 근육을 강화해줄 수 있는 방법은 없을까? 그 해답을 구자곤 몸신이 제시한다.

그는 송승헌, 권상우, 지성 등 한류 스타들의 '황금 균형 골반'을 만들어준 국내 제1호 '보디디자이너'이다. 현재 서울시교육청 체육교과위원회 자문위원으로 활동하며 청소년 건강 증진을 돕고 있기도 하다.

장요근 강화로 골반 건강 되찾기

구자곤 몸신이 제시하는 운동법은 장요근을 강화하는 체조다. 장요근은 요추와 엉덩이 관절 사이에 있는 근육 중 하나로 허리를 굽혔다 펼 수 있도록 도와주는 역할을 한다.

그런데 잘못된 자세가 습관화되고 좌식 생활을 오래 하다 보면 이 장요근의 기능이 떨어지거나 길이가 짧아져 골반이 틀어지고 허리 통증 등이 생긴다. 따라서 이 장요근을 강화시키는 한편 긴장은 이완시켜 골반을 원위치로 돌려주는 것이 그가 제시하는 골반 건강 찾기의 핵심이다.

골반 교정체조는 골반 상태가 좋지 않을수록 횟수를 늘려주는 게 좋다. 일반적으로 10회를 하지만 전반, 좌측, 우측 틀어짐이 심할수록 15~20회로 늘려 운동한다.

체조 중간중간에 한 자세를 몇 초간 유지하는 정지 동작이 있는데, 이는 근육이 힘을 주고 있는 상태로 8초를 유지해야 그 상태를 지속하게 되는 성질이 있기 때문이다. 모든 운동이 그렇지만 90일 정도는 해야 몸이 근육 상태를 기억하고 골반이 교정되는 효과가 있다.

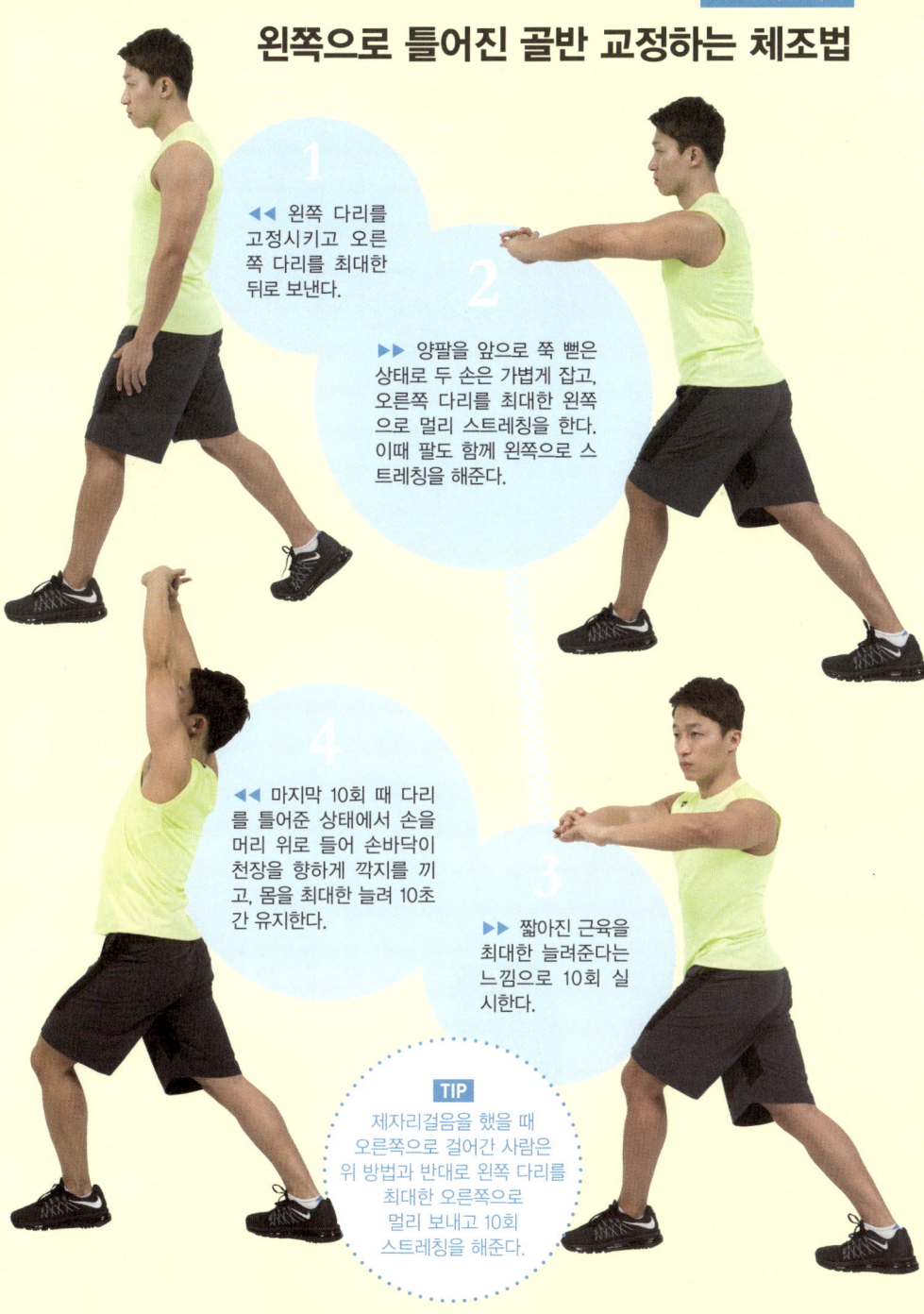

따라 해보세요

앞으로 쏠린 골반 교정하는 체조법

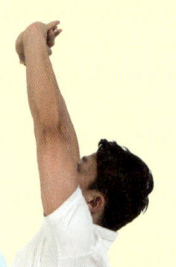
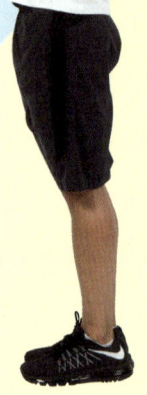

1 ▶▶ 몸을 반듯하게 편 상태에서 양팔을 곧게 뻗고 손바닥이 천장을 향한 상태로 깍지를 낀다. 시선은 위를 향한다.

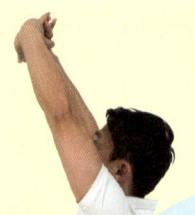
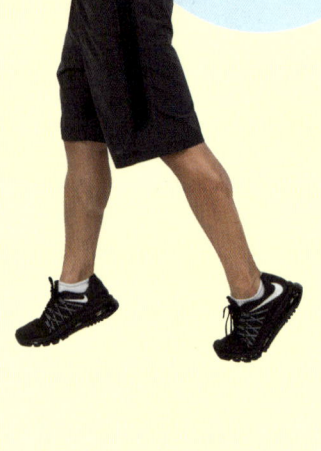

2 ◀◀ 까치발을 들고 앞으로 열 걸음 걷는다.

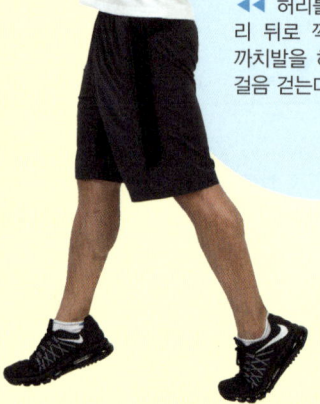

3 ◀◀ 허리를 쭉 펴고 머리 뒤로 깍지를 낀 채 까치발을 하고 뒤로 열 걸음 걷는다.

따라 해보세요

뒤로 쏠린 골반 교정하는 체조법

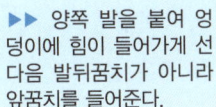

▶▶ 양쪽 발을 붙여 엉덩이에 힘이 들어가게 선 다음 발뒤꿈치가 아니라 앞꿈치를 들어준다.

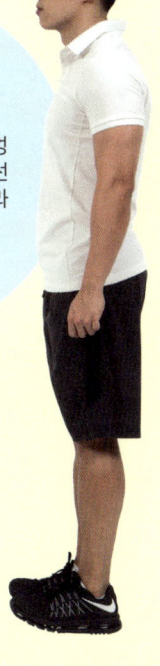

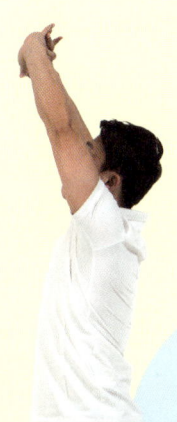

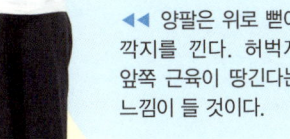

◀◀ 양팔은 위로 뻗어 깍지를 낀다. 허벅지 앞쪽 근육이 땅긴다는 느낌이 들 것이다.

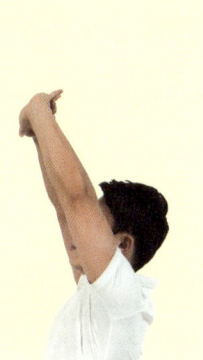

▶▶ 허리를 쭉 펴고 앞으로 열 걸음 걷는다. 눈은 천장을 향한다. 양팔을 위로 올린 상태에서 역시 발뒤꿈치를 이용해 뒤로 열 걸음 걷는다.

몸신 가족 도전

몸신 가족들이 구자곤 몸신의 지시에 따라 골반 교정체조를 한 결과 확연한 변화가 일어났다! 몸신 가족 중 골반이 가장 심하게 틀어졌던 변우민은 교정 운동 후 왼쪽으로 벗어나지 않은 채 90cm 전진했다.
앞쪽으로 골반이 심하게 쏠린 것으로 나타났던 오한진 박사의 경우도 발뒤꿈치를 들고 앞뒤로 걸은 후 역시 골반이 교정되는 효과가 나타났다.

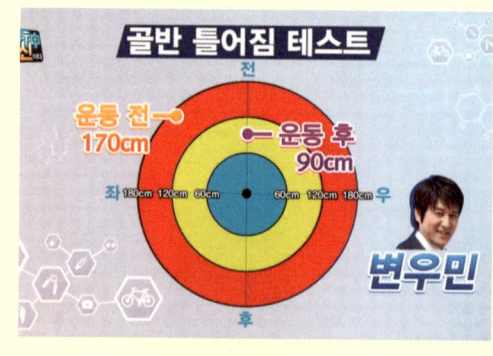

구자곤 몸신의 지시에 따라 골반 운동을 한 결과 확연한 변화가 생긴 변우민.

음식으로
갱년기 건강 잡는다

갱년기 건강을 지켜주는 대표적인 음식이 바로 냉이다. 냉이에는 비타민 A, B_1, B_2, C 등이 다량 함유되어 춘곤증과 피로감이 심한 갱년기에 큰 효과가 있다. 특히 비타민 B_1과 B_2는 신체의 에너지대사, 즉 신진대사를 원활하게 해주고, 비타민 A는 시력도 강화시켜주기 때문에 갱년기에 흔히 나타나는 노안에도 효과적이다.

뿐만 아니라 냉이는 채소 중 단백질이 가장 많고, 비타민 C도 100g당 약 70mg으로 풍부하게 들어 있다. 냉이는 보통 봄에 먹는 식품으로 알려져 있지만 12월부터 먹을 수 있기 때문에 겨울부터 봄 사이에 지속적으로 먹으면 좋다.

냉이를 맛있게 먹는 방법으로는 냉이된장무침과 냉이조청고가 있다. 특히 냉이조청고는 소화 기능이 뛰어나 예전에는 임금님의 수랏

상에 봄 진상품으로 오르던 음식이다. 육식을 하고 나서 찬 후식을 먹으면 몸에 좋지 않은데, 이때 따뜻한 물에 냉이조청고를 타서 배를 한쪽 띄워 먹으면 소화제로 안성맞춤이다. 또한 냉이조청고는 기침이 많이 날 때 먹어도 효험이 있다.

> 직접 만들어보세요

냉이된장무침

① 냉이는 물에 오래 씻으면 풋내가 나므로 잔뿌리 등을 정리한 후 물에 흔들듯이 살짝 씻는다.
② 끓는 물에 소금 1큰술을 넣고 냉이가 숨이 죽을 정도로 10~15초간 데친다.
③ 데친 냉이를 체로 건져 찬물에 헹군다.
④ 냉이를 꼭 짜면 맛을 내는 성분이 빠지고 질감도 나빠지므로 손으로 짜지 말고 체에 밭쳐 물이 빠지도록 한다.
⑤ 된장 1큰술, 다진 파 1큰술, 다진 마늘 1큰술을 넣고 양념장을 만든다.
⑥ 양념장과 데친 냉이에 들기름과 깨소금을 넣고 버무린다. 이때 참기름을 넣어도 되지만 들기름을 더 추천한다. 들기름에는 식물성 오메가-3 지방산인 알파리놀렌산 성분이 들어 있어 심혈관계 질환 예방에 좋기 때문이다.

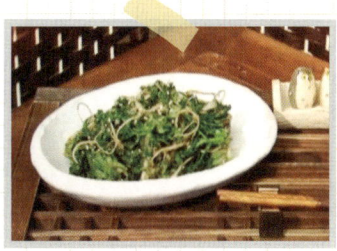

냉이된장무침

냉이조청고

① 손질한 냉이를 3~4cm 길이로 썰어준다.
② 냄비에 썰어놓은 냉이와 조청을 1 대 1 비율로 넣고 조린다. 냉이에서 수분이 나오기 때문에 물을 따로 넣지 않아도 태우지 않고 조릴 수 있다.
③ 중간 불로 조리다가 거품이 나기 시작하면 약 20분간 센 불로 조리면 완성.

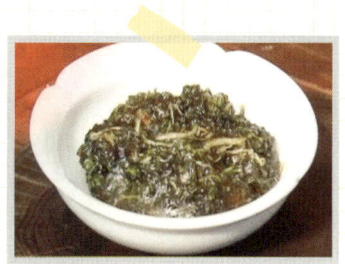

냉이조청고

⑦ 튼튼한 척추 위한 속근육 강화 운동법

핸드폰 스캔창을 QR 코드에 대면
동영상을 보실 수 있습니다

척추 질환
무엇이 문제인가?

국민건강보험공단의 통계에 따르면 2014년 한 해 척추 질환으로 병원을 찾은 환자 수는 770만 명으로, 그 의료비만 1조9,800억원에 달했다고 한다.

우리 국민의 80%는 평생 한 번 이상 척추 질환 때문에 병원을 찾는다. 척추가 손상되면 두통, 시력 저하가 올 수 있고 각종 내장 질환의 원인이 되기도 한다. 심할 경우 전신마비가 오거나 운동 기능이 상실될 수 있다. 뿐만 아니라 10대부터 80대까지 모든 연령대를 위협하는 무서운 질환이다.

척추가 잘못되면 왜 이렇게 다양한 질환이 생기는 것일까? 척추는 목뼈, 등뼈, 허리뼈, 골반뼈, 꼬리뼈로 구분된 26개의 뼈로 이뤄져 있으며, 머리부터 엉덩이까지 지탱해주는 우리 몸의 기둥이기 때문에 이것이 무너지면 온몸에 문제가 생기는 것이다.

척추의 역할은 여기서 그치지 않는다. 척추는 우리 몸의 중요한 신경다발이 지나가는 통로다. 척추 질환으로 이 신경다발에 문제가 생기면 몸의 각 부분에 통증과 기능 이상이 오는 것이다.

두통부터 실명까지 일으키는 척추 질환

척추는 손상 부위에 따라 신체 기능 장애도 달라진다. 1번 경추(목뼈) 신경은 뇌와 연결되어 있어 이곳이 손상되면 두통이 생긴다. 2번 경추 신경은 눈과 연결되어 있어 이곳이 손상되면 시력이 나빠지거나 심하면 실명까지 할 수 있다.

3번 경추 신경이 손상되면 뺨, 얼굴뼈, 치아 등에 영향을 미쳐 얼굴

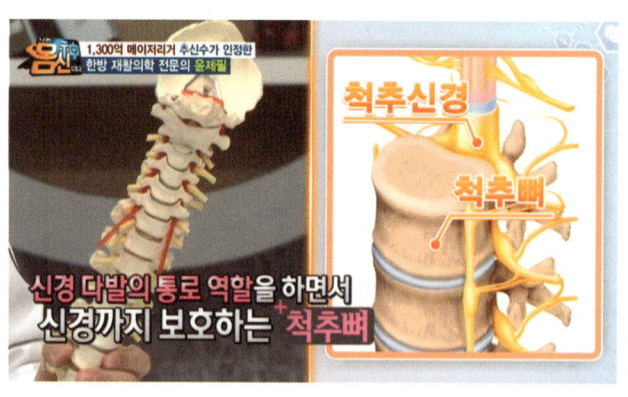

척추는
신경다발이
지나가는 통로다.

이 비뚤어지고 풍치, 악성 여드름, 습진 등이 발생한다. 성대와 인두, 새끼손가락을 제외한 손 등에 영향을 미치는 5번 경추 신경이 손상되면 손의 감각이 둔화되고 쉰 목소리가 나며 후두염, 기침 등의 증세가 나타난다. 그 밖에 목이 뻣뻣하고 엄지손가락이 마비되면서 편도선염, 후두염 등이 증세가 있다면 경추 6번 신경의 손상을 의심해볼 필요가 있다.

흔히 소화가 안 될 때 등을 두드리면 속이 시원해지는 느낌이 드는데, 이는 흉추(등뼈) 6번과 7번 신경이 위장과 연결되어 있기 때문이다.

한편 요추(허리뼈) 1번부터 5번 신경은 허리 통증, 다리 순환 장애와 관련 있다. 이곳이 손상되면 운동 장애와 감각 장애, 심하면 대소변 장애까지 겪게 된다.

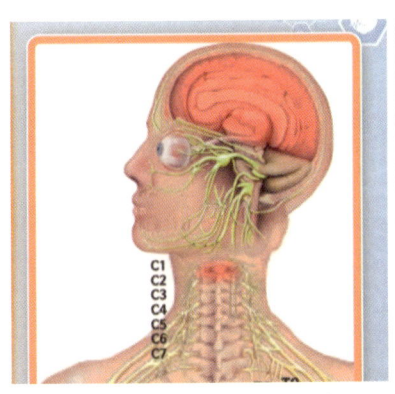

1번 경추 신경이 손상되면 두통이 생긴다.

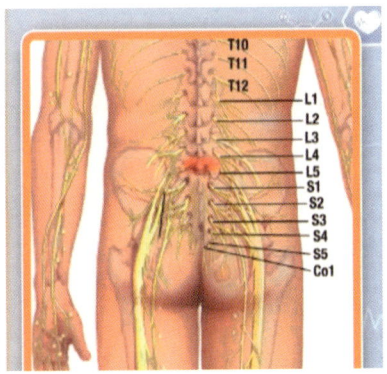

요추 1번부터 5번 신경은 허리 통증과 관련 있다.

대표적인 척추 질환 종류

척추에 생기는 대표적인 질환으로는 우선 척추전방전위증이 있다. 척추가 제자리에서 벗어나 앞으로 밀리면서 신경을 자극해 통증을 유발하는 질환으로 선천적 또는 후천적인 척추분리증으로 인해 주로 발생한다.

하지만 50대 이후로 여성은 대부분 폐경이 오면서 척추 자체가 노화되는 데다 호르몬의 변화로 인대가 늘어나 척추전방전위증이 발생한다. 전방전위증은 척추가 밀린 정도에 따라 정상부터 4단계로 나뉘는데, 보통 2단계 이상이면 수술을 권한다.

널리 알려진 허리디스크(추간판탈출증)도 있다. 척추 사이사이에서 뼈끼리 부딪치는 것을 막아주는 디스크가 퇴행되어 충격을 흡수하는 기능이 약화되고 돌출되어 신경을 자극하는 질환이다. 디스크는 허리뿐 아니라 목에서도 자주 발견된다.

척추관협착증도 있다. 나이가 들어 척추관이 좁아지면서 척추 신경을 눌러 허리 통증을 일으키는 질환으로 폐경 이후 여성에게 가장 많이 발병하는 것으로 알려져 있다.

추간판탈출증과 유사하게 허리 통증으로 시작해 엉덩이와 허벅지가 당기고 무릎부터 발바닥까지 저리고 시린 증상이 나타난다. 하지만 양측다리가 주로 저리며 가만히 있을 때보다 걸어 다닐 때 엉덩이부터 다리까지 통증이 심해지고, 허리를 구부정하게 하거나 앉으면 통증이 감소하는 경향을 보인다. 밤에는 종아리가 많이 아프고 발끝이 저린 증상도 나타난다.

척추 건강 지켜주는 속근육

전문가들은 우리 신체 건강에서 결정적인 역할을 하는 척추를 위해서는 무엇보다 '속근육'을 지켜야 한다고 말한다. 그렇다면 속근육이란 무엇일까?

근육 하면 흔히 몸 밖으로 울퉁불퉁 튀어나오거나 손으로 만졌을 때 단단하게 느껴지는 부분을 생각하게 마련이다. 하지만 이렇게 눈으로 볼 수 있는 근육은 '겉근육'이며, 속근육은 우리 몸 깊숙이 위치한, 눈에 보이지 않는 근육이다.

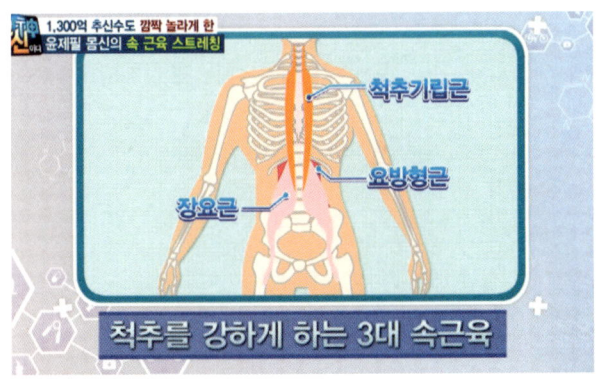

척추를 강하게 하는
3대 속근육인
척추기립근, 요방형근,
장요근.

그런데 이 속근육이야말로 뼈를 붙잡아주고 우리 몸을 지탱하는 근본적인 힘을 내는 근육이다. 척추를 잘 관리하기 위해서는 겉근육보다 바로 이 속근육이 튼튼해야 한다.

속근육은 다음과 같이 세 부분으로 나뉜다. 첫 번째는 척추기립근이다. 척추 양옆에 세로로 뻗은 속근육으로, 목에서 허리까지 길게 연결되어 있다. 척추를 지지해주고 상체의 전반적인 회전에 도움을 준다.

두 번째는 요방형근이다. 12번 늑골에서 골반뼈까지 이어져 있는 속근육으로 측굴(상체를 옆으로 구부려주는 동작)을 할 때 많이 쓰인다. 급성요통의 주요 원인이 되는 근육이다

마지막으로 장요근은 우리 몸 앞쪽에 있으며 허리뼈, 골반, 고관절을 잇는 속근육이다. 허리를 구부렸다 폈다 하는 역할을 하는데, 이 장요근이 짧아지거나 긴장되면 만성요통의 주요 원인이 된다.

척추&근육 상태
자가 진단법

요추(허리뼈)

우리나라 사람들이 가장 많이 문제를 호소하는 허리 건강. 바로 4번과 5번 요추가 허리디스크와 같은 통증을 일으키는 주범이다. 허리디스크 증상으로는 요통과 더불어 다리의 통증이나 저림이 나타나며 누워서 다리를 편 채로 하나씩 들어올릴 때 통증을 느끼는 다리가 상대적으로 정상적인 다리보다 올라가는 각도가 제한적이게 된다.

그밖에 발뒤꿈치로 걷거나 발가락으로 걸을 때 아픈 다리의 힘이 덜 느껴질 수도 있는데 발목의 힘이 심하게 저하되거나 대소변 장애가 발생하면 응급으로 수술을 요할 수도 있으므로 전문의의 상담을 받아야 한다. 발뒤꿈치를 딛고 앞부분을 들어올린 채 까딱까딱 발가락을 움직여보거나 발뒤꿈치를 든 채 걸어보자. 이런 모든 동작을 무리 없이 할 수 있다면 아직 허리가 괜찮은 상태라고 볼 수 있다.

경추(목뼈)

경추디스크가 신경을 누르게 되면 팔의 통증과 저림뿐만 아니라 증상이 심해지면 손에 힘을 줄 수가 없다. 글씨를 쓰는 게 어렵고 젓가락질이 힘들어지거나 근육 위축이 온다. 그런 증세가 오지 않았다면 경추 건강에 이상이 없다고 봐도 된다.

장요근

장요근에 문제가 있는지 알아보려면 누워서 다리를 한쪽씩 쭉 뻗은 채 들어올려본다. 몸과 90도 각도가 될 때까지 들어올릴 수 있다면 장요근은 큰 문제가 없다고 봐도 된다. 통증이 느껴져 90도 각도까지 들어올릴 수 없다면 문제가 있는 것이다.

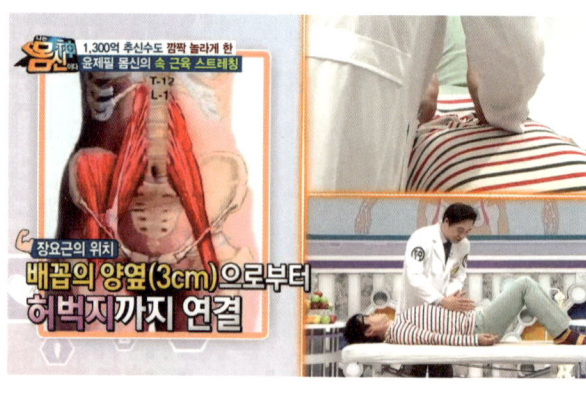

장요근에 이상이 있으면 살짝만 눌러도 강한 통증이 있다.

손으로 눌러서 통증 여부를 확인해보는 방법도 있다. 장요근은 배꼽 양옆 3cm에서 촉진 가능하며 척추에서 시작해서 허벅지까지 연결되는데, 몸속 깊이 있기 때문에 누운 채 바싹 무릎을 당겨 붙인 상태로 눌러봐야 한다.

건강한 사람도 장요근을 누르면 어느 정도 통증이 느껴지지만 장요근에 이상이 있으면 살짝만 눌러도 비명을 지를 만큼 강한 통증을 느끼게 된다.

요방형근

옆으로 누워서 위쪽에 있는 다리를 구부린 후 골반 위쪽의 허리를 엄지손가락으로 눌러본다. 이곳을 눌렀을 때 심한 통증이 있으면 요방형근에 문제가 있는 것이다. 이곳이 수축되어 급성통증이 오면 심한 경우 그 자리에서 쓰러져 못 일어나기도 한다.

몸신 가족들의 척추 상태를 공개합니다!

엄앵란 (80세)

몇 년 전 아침에 일어나보니 몸을 움직일 수 없을 정도로 심한 허리 통증이 느껴져 병원을 찾은 적이 있다는 엄앵란. 당시 검사 결과 4번과 5번 척추가 내려앉은 것으로 나왔다. 마사지를 받으러 갔을 때 마사지사가 허리를 밟아줬던 게 사달이 난 것이라고. 뭔가 허리 쪽에서 '뚝' 하고 둔탁한 소리가 들렸는데, 당시엔 괜찮은 줄 알았는데 며칠 뒤 극심한 통증이 느껴졌던 것이다.

그래서 이번에 다시 한 번 X-레이 사진을 찍어봤더니 척추관협착증과 함께 4번 뼈가 5번 뼈보다 앞으로 밀려나와 있는 척추전방전위증을 앓고 있는 상태인 것으로 드러났다.

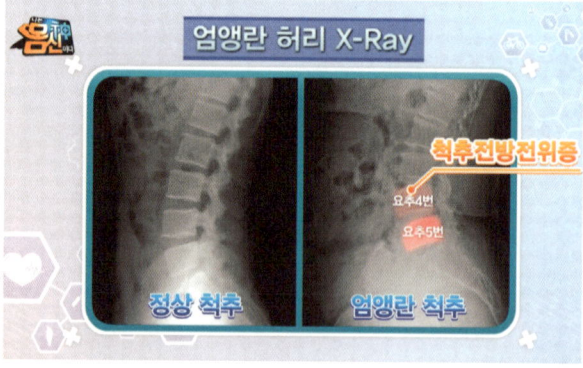

척추전방전위증을 앓고 있는 것으로 드러난 엄앵란.

이용식
(64세)

과체중인데도 척추 상태는 좋은 것으로 나타났다. 하지만 퇴행성디스크 징조가 있고 척추의 신경 구멍이 좁아진 상태라 협착 증세도 보인다는 결과가 나왔다.
이용식은 엄앵란보다 젊지만 앞으로 나이가 들어갈수록 각종 척추 관련 질환이 생길 가능성이 있으므로 주의해야 하며, 특히 비만 때문에 요통이 생길 수 있으니 체중관리에 유념해야 한다고 전문가들은 경고한다.

변우민
(51세)

척추 X-레이 사진 촬영 결과 목과 허리 두 곳에서 퇴행성디스크가 발견되었다. 그래도 허리 상태는 그리 심각하지 않으나 특히 문제가 되는 것은 목 세 군데의 디스크 돌출. 더욱 안 좋은 예후는 의자에 앉은 상태에서 촬영한 X-레이 사진 판독 결과 목뼈가 자연스러운 곡선을 그리지 않고 직선 형태를 이룬 일자형이며, 앞으로 3cm 돌출되었다는 점이다.

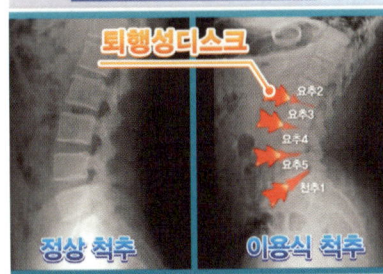
허리에서 퇴행성디스크 징조를 보인 이용식.

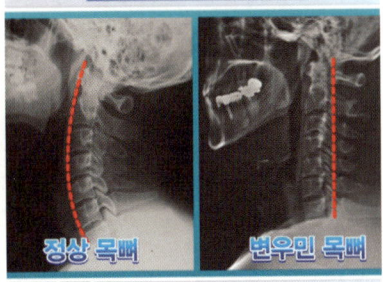
목에서 퇴행성디스크가 발견된 변우민.

척추 관련 궁금증
Q & A

Q 일자목이란 무엇이고 왜 위험한가?

A 일자목은 목을 앞으로 뺀 채 오랜 시간 굽히고 있는 등 잘못된 자세로 인해 목뼈가 정상적인 C자형의 커브를 이루지 못하고 곧은 일자로 변형된 상태다.

일자형 목이 되면 외부로부터 받는 충격에 취약해지며 목 근육이 긴장되어 심할 경우 어깨, 팔, 손이 저리거나 두통 등이 생길 수 있다. 이렇게 일자형으로 변형된 목뼈가 앞쪽으로 돌출되면 머리 무게를 지탱하는 척추가 큰 하중을 받게 된다. 보통 사람의 머리 무게는 3.5~4.5kg 정도인데, 일자형 목 때문에 머리가 전방으로 1cm 돌출되면 척추가 받는 하중은 2.5kg씩 늘어난다. 예를 들어 머리가 3cm 돌출되었다면 이로 인한 하중만 7.5kg이고, 여기에 머리 무게를 4.5kg로 잡으면 모두 12kg의 하중을 척추가 받는 셈이다(윤제필 대전자생한방병원 원장).

Q 속근육이 남성의 성기능과도 관계가 있는가?

A 일맥상통하는 부분이 있다. 겉근육은 몸의 각종 동작을 가능하게 하는 기능이 있는 반면, 속근육은 지속력, 오래 버티기, 자세를 유지

하는 역할 등을 한다. 속근육이 약하면 작은 동작에도 척추가 쉽게 흔들리고 허리를 다치기 쉽다. 따라서 속근육이 튼튼해야 성관계도 잘할 수 있는 것이다(한진우 한의사).

Q 속근육을 풀어주는 데 찜질이 도움이 되는지?

A 속근육을 풀어주거나 강화하려면 운동과 식이요법도 필요하지만 찜질 역시 근육을 이완시키고 통증을 잡아주는 데 효과적이다. 집에서 간단히 할 수 있는 찜질법을 소개한다.

소금찜질 소금을 프라이팬에 볶거나 주머니에 넣어 전자레인지를 이용해 뜨끈하게 데운다. 전자레인지에 데울 때 소금주머니를 물에 충분히 적신 상태에서 넣지 않으면 화재 위험이 있으니 주의해야 한다. 이렇게 데운 소금을 풀어주고 싶은 속근육 부위에 얹고 찜질을 한다. 소금은 원래 따뜻한 성질을 지닌 데다 한번 달구면 쉽게 식지 않기 때문에 그 열기를 이용해 굳은 근육을 풀어주고 관절뼈의 마디를 느슨하게 해주면 혈액순환이 촉진된다.

콩찜질 콩 역시 자체 내 머금은 기름 성분 때문에 소금처럼 한번 뜨겁게 데우면 잘 식지 않아 찜질에 적합한 재료. 역시 전자레인지에 데울 때는 충분히 물에 적신 주머니를 이용해야 한다.

모래찜질 모래는 소금이나 콩과는 달리 언제라도 재활용할 수 있다는 장점이 있다. 역시 전자레인지를 사용할 때는 화재를 조심할 것!(김소연 전 김일성 주치의).

척추 질환
이렇게 예방한다

척추 질환을 예방하기 위해 가장 중요한 것은 바른 자세다. 책상에 앉을 때 허리는 반듯이 펴서 등받이에 바짝 붙이고 고관절과 무릎의 각도는 90도 정도 유지되도록 한다.

컴퓨터 작업을 할 때 목을 앞으로 길게 빼는 습관은 거북목을 만들고 책상에 엎드려 팔을 베고 자는 자세 역시 목 건강에 좋지 않으므로 가급적 피하는 것이 좋다.

운전이나 컴퓨터 작업 등 장시간 똑같은 자세를 취해야 할 때는 한 시간마다 한 번씩 목 주변 근육을 풀어주는 스트레칭을 하면 도움이 된다.

현대인들에게 많은 거북목은 목을 앞으로 뺀 자세를 일컫는 것으로 컴퓨터 모니터의 높이가 눈높이보다 낮을 경우, 이를 오랫동안 내려다보는 사람들에게 흔히 일어난다. 거북목은 충격이 그대로 뼈에 전달되기 때문에 방치할 경우 목디스크나 협착 등 척추 질환으로 악화될 수 있다.

오래 앉아 있는 습관 버려야

거북목이나 척추 질환을 예방하기 위해 집에서 쉽게 할 수 있는 스트레칭을 익혀두면 좋다. 먼저 서거나 앉은 다음 양손으로 허리를 잡는다. 머리를 천천히 앞으로 숙인 후 뒤로 지그시 젖힌다. 그리고 고개를 좌우로 돌려 어깨 너머를 바라보고 고개를 좌우 어깨 쪽으로 귀가 어깨에 닿는다는 느낌으로 숙인 후 왼쪽으로 3회, 오른쪽으로 3회 천천히 돌린다. 마지막으로 양손을 비벼 손바닥 온도를 높인 후 세수하

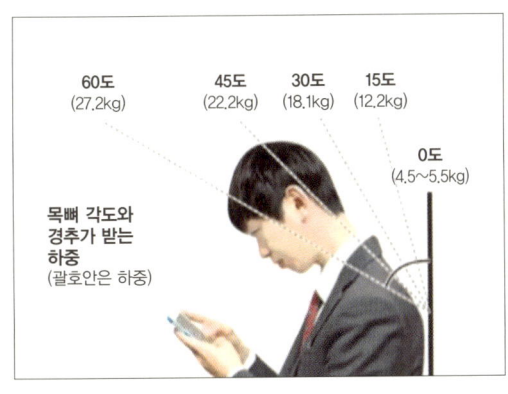

목뼈 각도와 경추가 받는 하중.

는 것처럼 목을 비벼주며 마사지하면 된다.

척추 건강을 위협하는 척추 압력이 가장 높은 자세는 서 있을 때가 아닌 앉아 있을 때다. 척추 건강을 위해서는 앉아 있는 시간보다 서 있는 시간을 늘려야 한다. 서 있을 때도 한 자세로만 있으면 금방 근육이 경직되므로 체중을 수시로 양다리에 번갈아 옮겨주도록 하고 오래 서서 작업하는 경우에는 한쪽 다리를 약간 높은 곳에 번갈아 올려놓는 것이 좋다.

허리 근육 강화에 좋은 수영

허리에 좋은 스트레칭 방법으로는 의자에 편안히 앉은 자세에서 배와 허리를 앞으로 내밀며 척추를 곧추세우고 허리에 5초간 힘껏 힘을 주는 동작이 있다. 이렇게 하면 허리가 쭉 펴지는 것을 느낄 수 있다. 하루에 20회 정도만 꾸준히 해도 요통을 예방할 수 있다.

50대 여성들에게 특히 많은 척추관협착증을 예방하기 위해서는 허리를 비틀거나 구부리는 동작은 피하고 무거운 물건을 들거나 옮길 때 허리에 무리가 가지 않도록 해야 한다. 신발은 굽이 너무 높거나 딱딱한 것은 좋지 않다.

비만은 척추에 특히 나쁘기 때문에 체중은 반드시 줄이고 수영과 자전거 타기, 가벼운 걷기 등 허리 근육을 강화할 수 있는 운동이 좋다. 특히 수영은 허리와 배, 다리 근육을 강화시키고 물의 부력에 의해 척추관절에 가해지는 무게를 줄일 수 있어 가장 효과적이다.

반면 조깅, 골프 등 척추관절에 무리가 가는 운동은 증상을 악화시킬 수 있는 만큼 주의해야 한다.

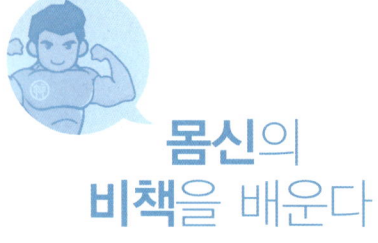
몸신의 비책을 배운다

SOLUTION 1

윤제필 원장의 속근육 스트레칭

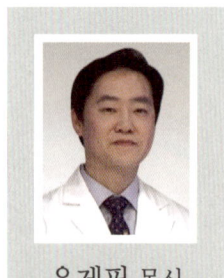

윤제필 몸신
한방재활의학 전문의
추신수 선수 담당
이대호 선수 공식 주치의

2012년 미국 프로야구 메이저리그에서 활약 중이던 추신수 선수는 허리 부상으로 경기에 연속해서 결장하고 있었다. 당시 추 선수의 상태를 살펴본 대전자생한방병원 한방재활의학 전문의인 윤제필 원장은 "컨디션이 저하된 상태에서 쉴 틈 없이 계속되는 경기 일정으로 인해 신체 밸런스가 무너지고 골반이 심하게 틀어져 척추와 다리 주변의 근육에 과부하가 걸려 있었다. 특히 왼쪽 허벅지 뒤쪽 근육 긴장이 심해 달리거나 움직임이 큰 동작은 할 수 없는 상태였다"라고 진단했다.

추 선수의 상태를 파악한 윤 원장은 한방 치료로 허벅지 부위의 통증을 가라앉히고 관절의 가동 범위를 정상으로 돌려놓았다. 당시 추 선수에게 알려주었던 그의 비법이 바로 속근육에 좋은 스트레칭이다.

속근육 스트레칭은 가볍게 몸을 움직이는 범위 내에서 하는 운동이다. 반면 추나 요법과 같은 교정은 한의사가 치료를 목적으로 스트레칭보다 강하게 하는 운동이다. 때문에 집에서 속근육 스트레칭을 할 때는 척추에 무리가 가지 않도록 주의한다.

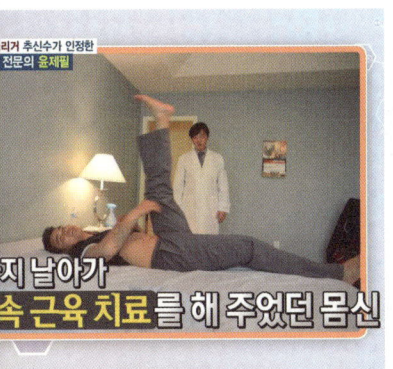

허리 부상을 입은 추신수 선수를 치료 중인 윤제필 원장.

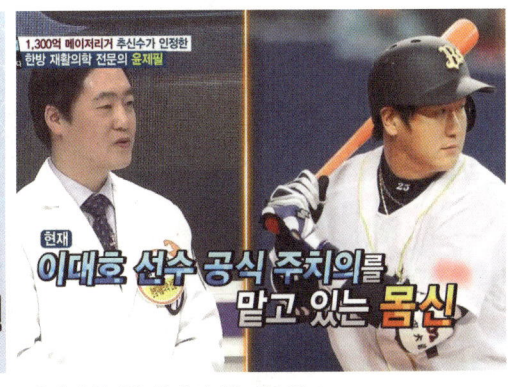

윤제필 원장은 현재 이대호 선수의 공식 주치의이기도 하다.

> 따라 해보세요

장요근 스트레칭

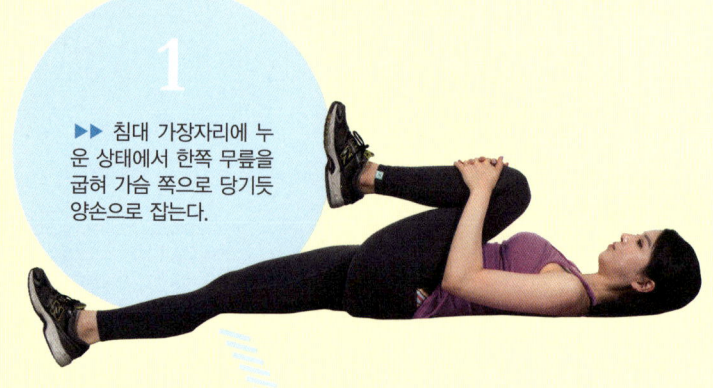

1 ▶▶ 침대 가장자리에 누운 상태에서 한쪽 무릎을 굽혀 가슴 쪽으로 당기듯 양손으로 잡는다.

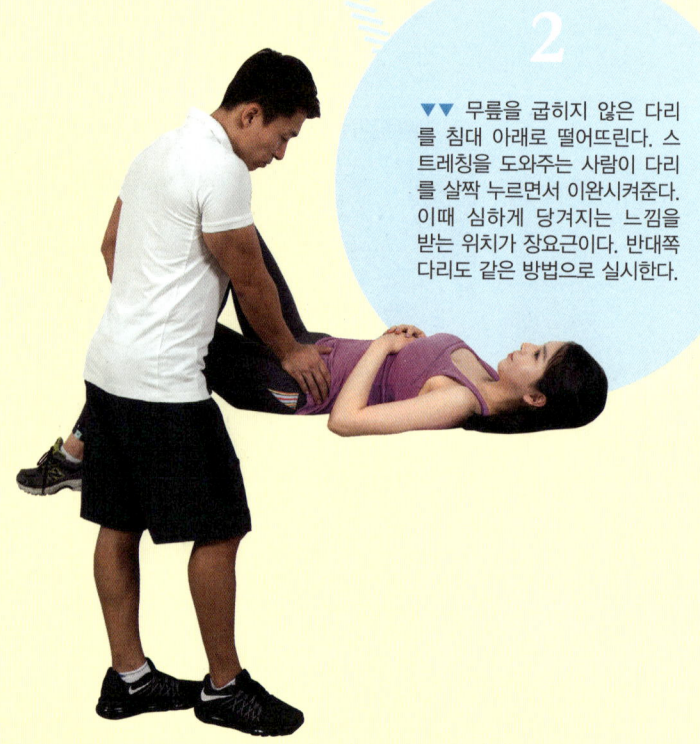

2 ▼▼ 무릎을 굽히지 않은 다리를 침대 아래로 떨어뜨린다. 스트레칭을 도와주는 사람이 다리를 살짝 누르면서 이완시켜준다. 이때 심하게 당겨지는 느낌을 받는 위치가 장요근이다. 반대쪽 다리도 같은 방법으로 실시한다.

따라 해보세요

요방형근 스트레칭

1
▼▼ 옆으로 누워서 위쪽에 있는 다리를 구부린다.

2
▼▼ 손은 깍지를 끼어 가슴 앞에 얹는다.

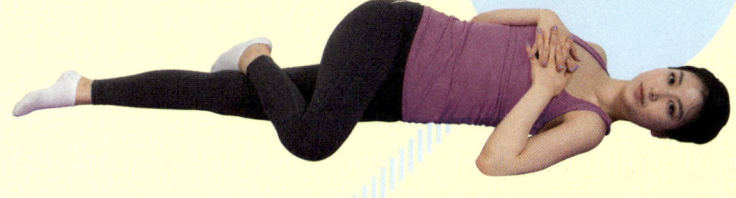

3
▶▶ 스트레칭을 도와주는 사람이 누워 있는 사람의 위쪽 겨드랑이에 팔을 끼고 등 쪽으로 눌러준다. 다른 한 손으로는 골반 부위를 앞쪽으로 눌러 몸을 이완시킨다. 반대쪽도 같은 방법으로 실시한다.

따라 해보세요

혼자 하는 속근육 스트레칭

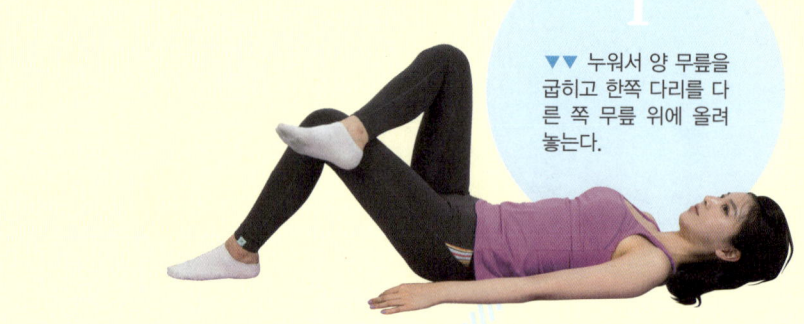

1

▼▼ 누워서 양 무릎을 굽히고 한쪽 다리를 다른 쪽 무릎 위에 올려놓는다.

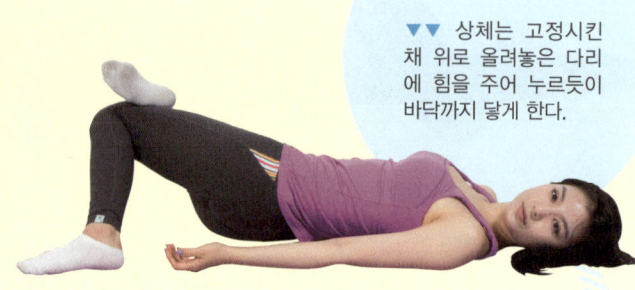

2

▼▼ 상체는 고정시킨 채 위로 올려놓은 다리에 힘을 주어 누르듯이 바닥까지 닿게 한다.

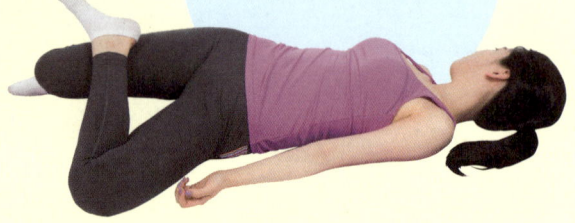

3

▼▼ 반대쪽 다리도 같은 방법으로 실시한다.

SOLUTION 2
김유재 몸신의 막대기 건강법

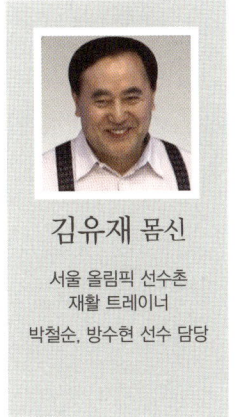

김유재 몸신
서울 올림픽 선수촌
재활 트레이너
박철순, 방수현 선수 담당

이번에는 한 단계 더 나아가 막대기를 이용해 속근육을 보다 효율적으로 자극해주는 비법을 배워본다.

"감기 치료보다도 더 빨리 요통을 완화시켜준다"라고 장담하는 막대기 건강법의 주인공은 1988년 서울 올림픽 선수촌 재활 트레이너이자 프로야구의 전설 박철순 선수, 전 배드민턴 국가대표 방수현 선수의 재활 치료를 담당했던 김유재 몸신.

그는 "막대기를 이용하면 혼자서 쉽게 속근육을 눌러줄 수 있는 데다 손으로만 하는 것보다 자극의 효과도 크다"라고 설명한다.

막대기에 테이프 감아 사용

사용하는 막대기의 굵기는 허리 상태나 운동법에 익숙해진 정도에 따라 달라져야 한다. 처음 막대기 건강법을 시작하는 사람은 가느다란 것을 사용하고, 운동에 익숙해지면 차츰 굵기를 늘려간다. 막대기를 사용해보고 다소 허리가 아프다 싶으면 좀 더 가는 것으로 바꾸는 게 좋다.

막대기를 이용하면 손으로 풀기 힘든 속근육까지 쉽게 자극해주는 효과가 있지만 자칫 너무 세게 누르거나 밀면 막대기가 뼈에 닿을 수도 있으니 적당히 강도를 조절한다.

막대기는 시중에서 구할 수 있는 대걸레, 지팡이 등을 이용해도 되는데 피부 마찰을 줄이기 위해 테이프를 감아서 사용한다.

막대기 운동법은 갑자기 근육이 뭉치거나 허리가 쑤신다 싶을 때 이를 풀어주기 위해 혹은 평소 허리를 강화하기 위해 예방법으로 실시하는 것이지 심한 요통 환자에게는 위험할 수도 있다. 걷기 힘들 정도로 요통이 심하다면 당장 병원부터 찾아가서 전문의의 진단과 치료를 받아야 한다.

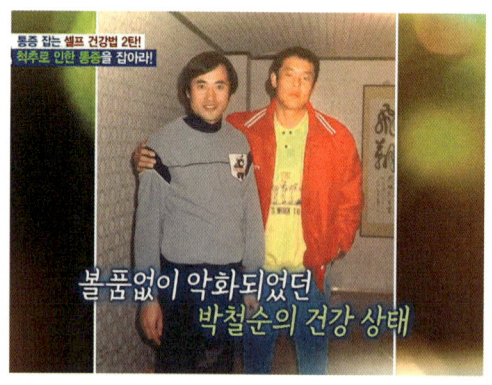

박철순 전 프로야구 선수의 재활 치료를 담당했던 김유재 몸신.

따라 해보세요

도우미가 있을 때 허리 속근육 운동

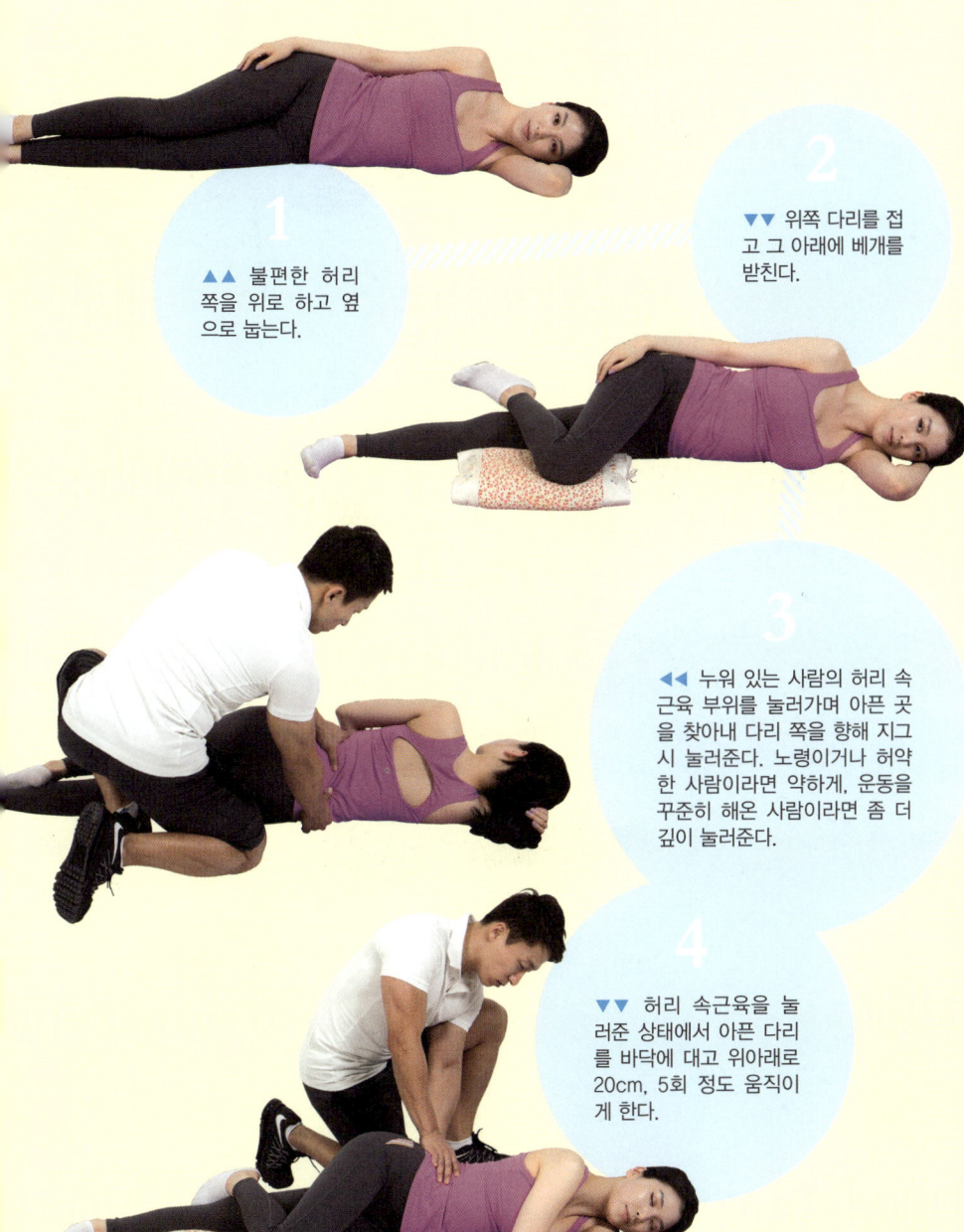

1 ▲▲ 불편한 허리 쪽을 위로 하고 옆으로 눕는다.

2 ▼▼ 위쪽 다리를 접고 그 아래에 베개를 받친다.

3 ◀◀ 누워 있는 사람의 허리 속 근육 부위를 눌러가며 아픈 곳을 찾아내 다리 쪽을 향해 지그시 눌러준다. 노령이거나 허약한 사람이라면 약하게, 운동을 꾸준히 해온 사람이라면 좀 더 깊이 눌러준다.

4 ▼▼ 허리 속근육을 눌러준 상태에서 아픈 다리를 바닥에 대고 위아래로 20cm, 5회 정도 움직이게 한다.

따라 해보세요

요통 잡는 셀프 막대기 건강법 1

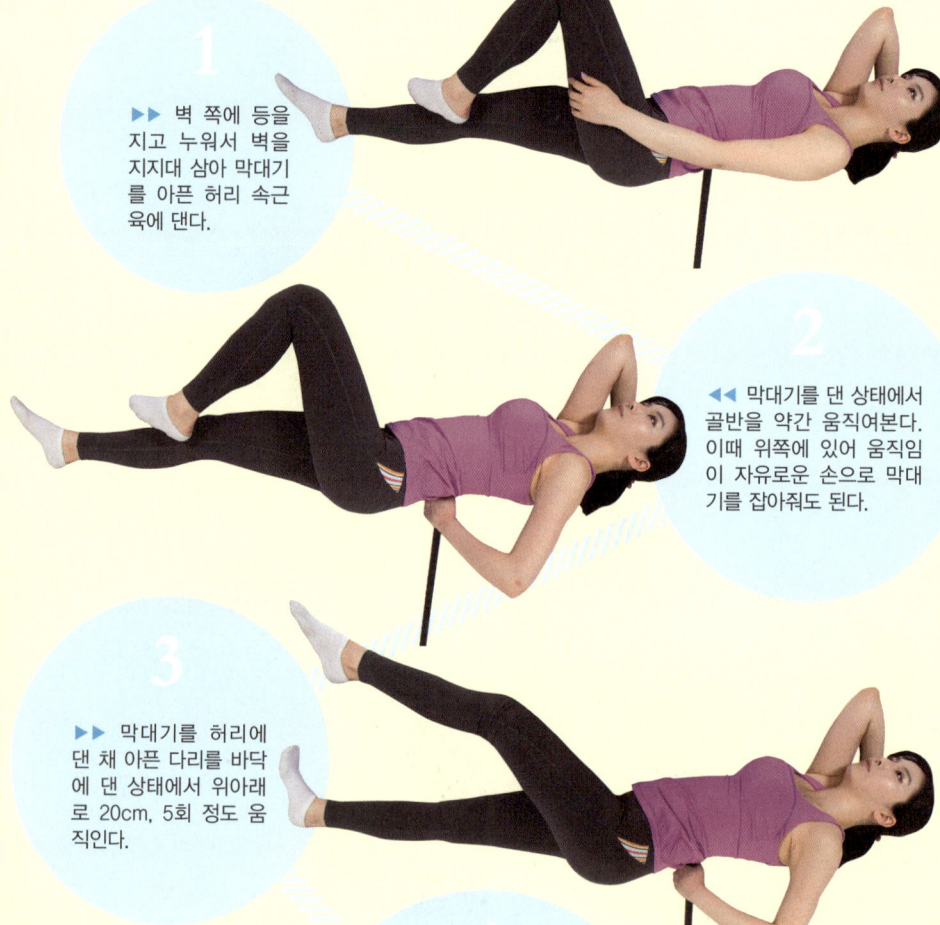

1 ▶▶ 벽 쪽에 등을 지고 누워서 벽을 지지대 삼아 막대기를 아픈 허리 속근육에 댄다.

2 ◀◀ 막대기를 댄 상태에서 골반을 약간 움직여본다. 이때 위쪽에 있어 움직임이 자유로운 손으로 막대기를 잡아줘도 된다.

3 ▶▶ 막대기를 허리에 댄 채 아픈 다리를 바닥에 댄 상태에서 위아래로 20cm, 5회 정도 움직인다.

4 스스로 막대기를 움직여가며 아픈 곳을 찾아내 막대기로 자극한다. 단, 통증이 심할 정도로 강하게 막대기를 눌러서는 안 된다. 무리하지 말고 천천히 근육을 풀어준다는 느낌으로 막대기를 움직여야 한다.

따라 해보세요

요통 잡는 셀프 막대기 건강법 2

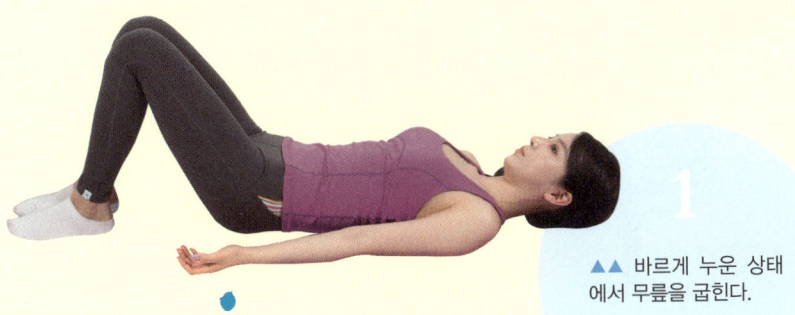

1
▲▲ 바르게 누운 상태에서 무릎을 굽힌다.

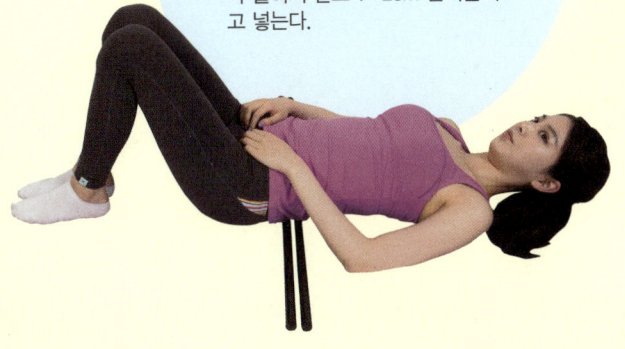

2
▼▼ 허리에 막대기 두 개를 끼워 넣는다. 막대기를 하나만 사용하면 허리가 다소 배기는데, 그럴 경우 몸이 저항하게 되기 때문에 두 개를 사용하도록 한다. 막대기는 딱 붙이지 말고 1~2cm 간격을 두고 넣는다.

3

▼▼ 스스로 골반을 움직여 가며 허리를 막대기에 접촉해 자극을 준다. 이때 막대기를 굴리려고 할 필요는 없다.

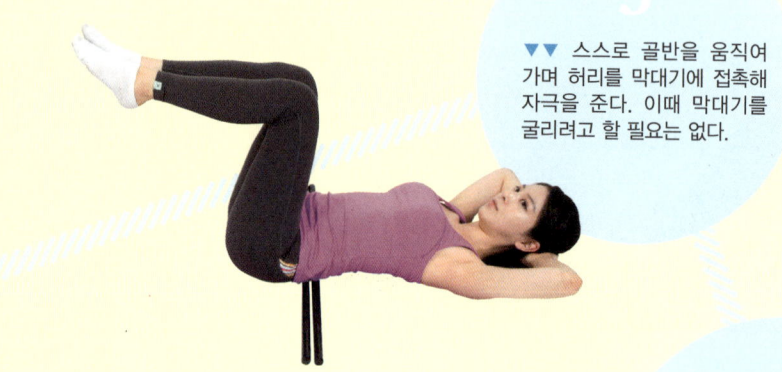

4

▼▼ 막대기를 댄 상체를 고정시키고 무릎을 굽혀 좌우로 5회 정도 비틀어준다. 좌우 비튼 상태에서 동작을 5초 정도 멈추고 버틴다.

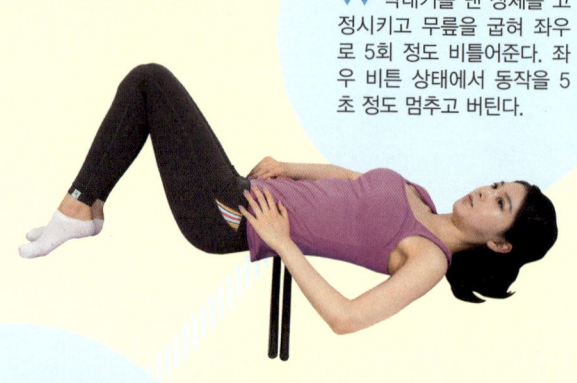

5

▼▼ 막대기 건강법을 실시하고 일어날 때는 허리에 무리가 가지 않도록 옆으로 몸을 돌려 일어난다. 이 같은 방법을 매일 여러 번 나눠서 실시한다. 무리가 가지 않도록 적당한 시간과 강도로 지속하는 게 포인트.

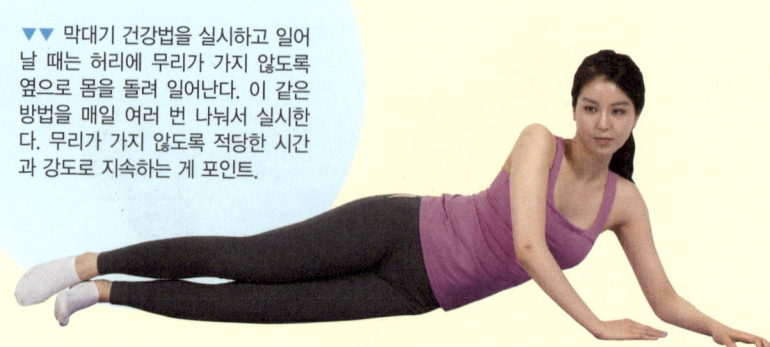

방청객 도전

평소 요통이 심해 늘 복대를 하고 다닌다는 이금화 주부(54). 3~4년 전부터 앉았다 일어났다를 하기 어려울 정도로 허리가 아프고, 계단도 옆으로 몸을 돌리고 내려가야 했다. 일주일에 두세 번씩 침을 맞으러 다녀보기도 했지만 일시적으로 통증을 가라앉혀줄 뿐이었다.

요통 정도를 측정하기 위해 선 채로 몸을 얼마나 앞으로 굽힐 수 있는지 시험해보니 손끝이 무릎 부근까지 내려오자 요통 때문에 더 이상 몸을 굽히지 못했다.

김유재 몸신은 "이렇게 오래 요통을 앓아왔다면 한두 번의 막대기 건강법으로 완치된다는 것은 물론 불가능한 일이다. 하지만 뭉쳐 있는 속근육을 어느 정도 풀어줌으로써 통증을 완화시켜줄 수는 있다"라며 막대기를 이용해 이 씨의 허리를 자극시켜주었다. 그 결과, 앞으로 허리 굽히기를 다시 해보니 손바닥이 바닥까지 닿는 놀라운 효과가 나타났다.

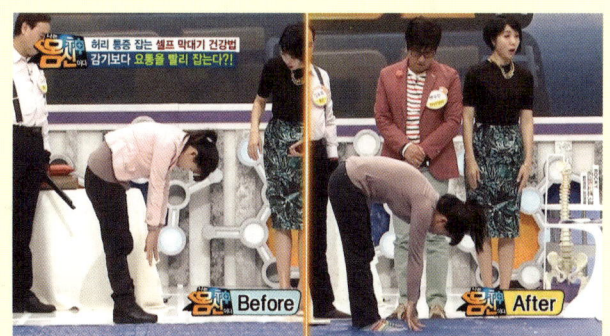

막대기 건강법 실시 후 손바닥이 바닥까지 닿게 된 이금화 주부.

따라 해보세요

목 근육 풀어주는 셀프 막대기 건강법

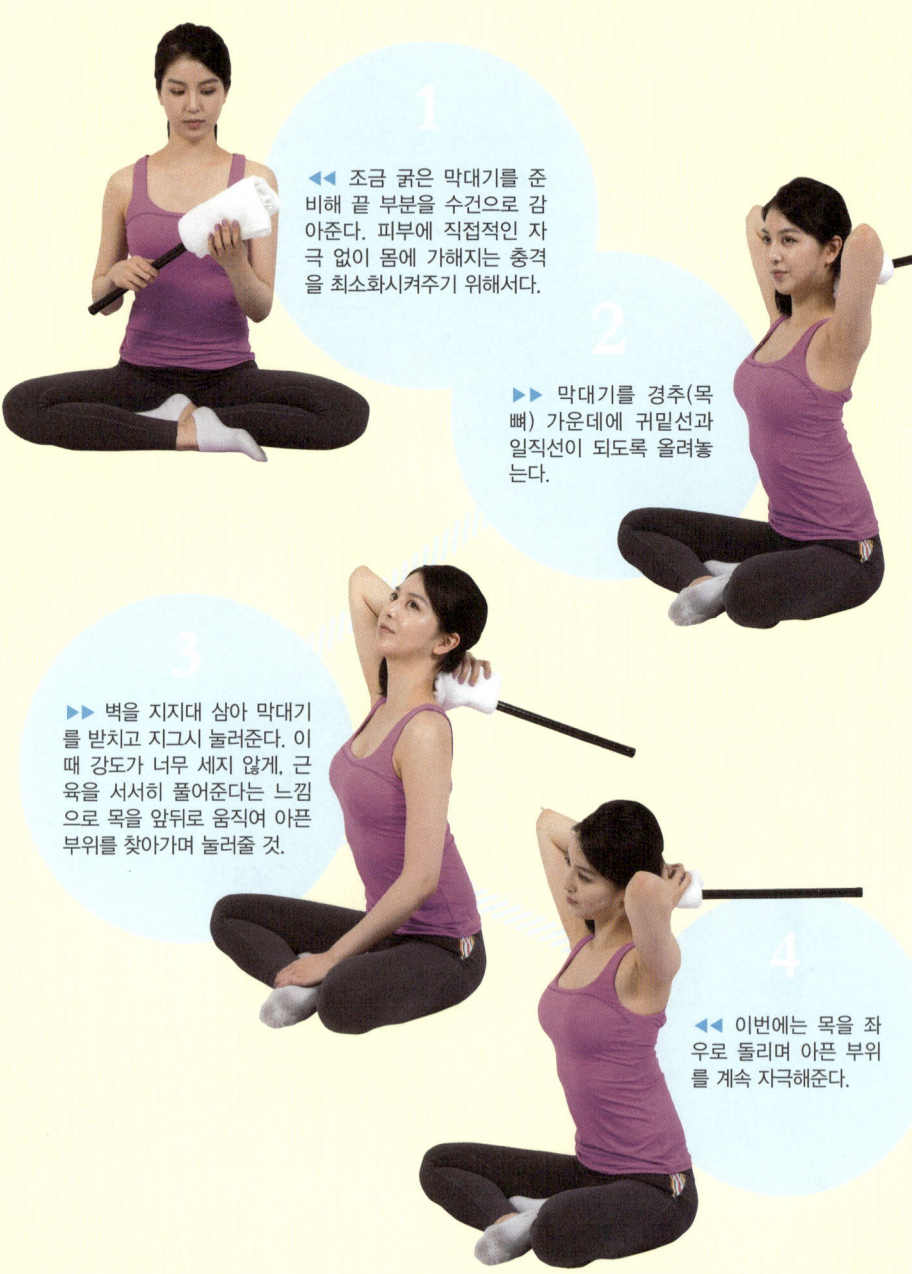

1 ◀◀ 조금 굵은 막대기를 준비해 끝 부분을 수건으로 감아준다. 피부에 직접적인 자극 없이 몸에 가해지는 충격을 최소화시켜주기 위해서다.

2 ▶▶ 막대기를 경추(목뼈) 가운데에 귀밑선과 일직선이 되도록 올려놓는다.

3 ▶▶ 벽을 지지대 삼아 막대기를 받치고 지그시 눌러준다. 이때 강도가 너무 세지 않게, 근육을 서서히 풀어준다는 느낌으로 목을 앞뒤로 움직여 아픈 부위를 찾아가며 눌러줄 것.

4 ◀◀ 이번에는 목을 좌우로 돌리며 아픈 부위를 계속 자극해준다.

따라 해보세요

어깨 통증 잡는 셀프 막대기 건강법

1 ◀◀ 막대기를 물지게 지듯 목 뒤쪽에 대준다.

2 ▼▼ 어깨가 아픈 쪽 방향은 막대기를 길게 빼 내 팔을 걸고, 막대기 다른 쪽은 짧게 잡아 대각선으로 댄다.

3 걸쳐진 팔의 무게로 막대기를 누르듯 해 천천히 8자로 돌리면서 어깨의 상승모근과 목 근육을 함께 자극해준다.

4 ◀◀ 위치를 찾아가며 통증이 느껴지는 곳을 자극한다. 무리하게 오래 하지 않는 게 좋다. 반대쪽 팔도 같은 방법으로 실시한다.

5 목 근육도 함께 풀어주는 게 어깨 통증을 다스리는 데 도움이 된다. 경추 부위에 막대기를 대각선으로 놓고 막대기는 앞으로 당기고 머리는 뒤로 미는 식으로, 목과 막대기를 서로 반대 방향으로 밀어준다.

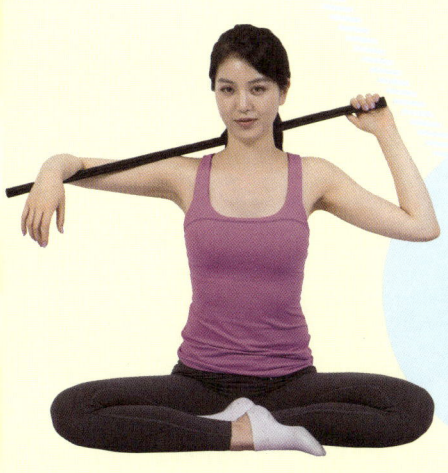

따라 해보세요

남성 성기능 강화시켜주는 막대기 건강법

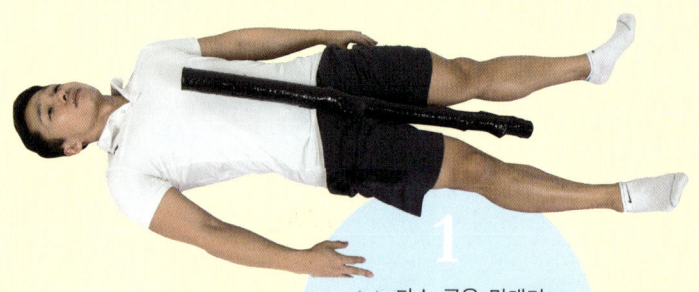

1
▲▲ 다소 굵은 막대기를 준비한 후 똑바로 누운 상태에서 몸과 일직선이 되도록 막대기를 놓는다.

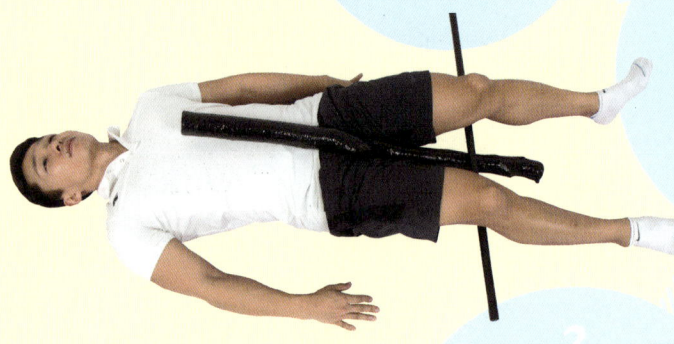

2
◀◀ 무릎을 굽히고 굵은 막대기와 교차되도록 가는 막대기를 무릎 밑에 놓는다. 두 개의 막대기가 끼어 있는 상태에서 무릎을 편다.

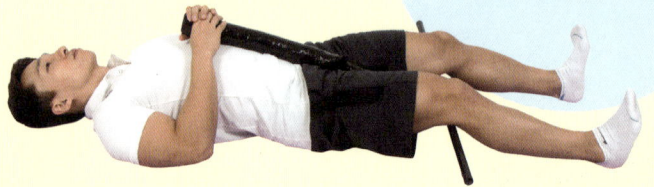

3
▼▼ 양손으로 굵은 막대기 끝을 잡고 통증이 느껴지지 않을 정도로 천천히 좌우로 움직여가며 치골 근육을 눌러준다. 양다리에 걸쳐진 막대기의 무게만으로 치골 근육이 자극된다.

TIP
치골 근육
치골 아래의 허벅지 안쪽에 붙어 있는 근육으로 치골 근육이 약해지면 골반이 틀어지고 허벅지 힘이 줄어든다.

따라 해보세요

괄약근 강화시켜주는 막대기 건강법

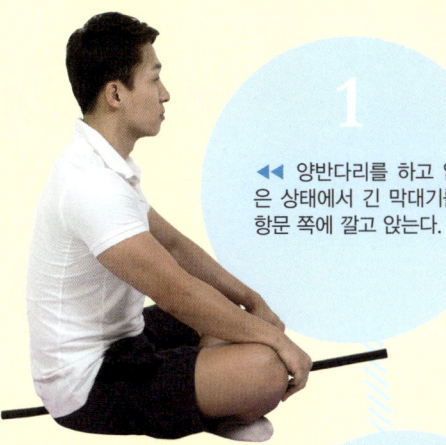

1 ◀◀ 양반다리를 하고 앉은 상태에서 긴 막대기를 항문 쪽에 깔고 앉는다.

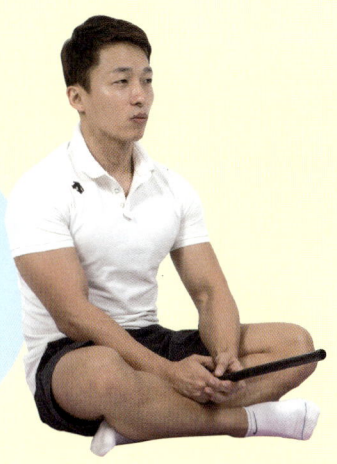

2 ▶▶ 통증이 느껴지지 않을 정도로 막대기를 자신의 몸 쪽으로 당긴다.

3 막대기로 항문 위쪽이 자극을 받은 상태에서 요도 괄약근을 5초 정도 조였다 풀었다를 반복한다.

4 복식호흡을 하며 실시하면 효과가 더 크다. 기본적으로 케겔 운동과 같은 원리이지만 막대기를 이용한 직접적인 자극을 통해 보다 쉽게 효과를 볼 수 있다.

음식으로 척추 건강 잡는다

일반적으로 척추 건강 하면 칼슘만 생각하기 쉽다. 그런데 이보다 더 중요한 것은 우리 몸 안에서 칼슘을 보관해주는 단백질 망을 튼튼하게 만드는 것이다.

항산화 영양소가 풍부한 음식을 고루 섭취해 혈액순환, 심혈관계 기능을 개선해주는 것 역시 건강한 척추를 유지하기 위해 꼭 필요하다.

척추와 속근육에 좋은 대표적인 음식은 단백질이 풍부한 두부와 비타민 D가 풍부해 칼슘 대사를 도와주는 표고버섯이다.

두부의 콩 단백질은 체내에서 100% 소화될 정도로 흡수율이 좋다. 또한 두부에 들어 있는 필수 아미노산 라이신이 칼슘의 흡수를 도와주고 소화를 촉진시키며 항체와 호르몬, 면역력 증가와 세포 재생에도 도움을 준다.

단백질이 풍부한 두부와 표고버섯

두부에는 칼슘도 풍부하게 들어 있다. 두부 100g에는 126mg의 칼슘이 포함되어 있는데 이는 같은 양의 우유보다도 많은 양이다. 단백질과 칼슘이 듬뿍 들어 있는 건강식품이니 나이 들수록 충분히 섭취하는 게 좋다.

표고버섯은 비타민 D가 풍부해 골다공증 예방에 도움을 주고 항염증, 혈당 강하, 혈전 제거에도 효과적이다. 또한 인슐린이 원활하게 분비되도록 도와주기 때문에 당뇨를 예방하고 혈관에 쌓인 노폐물을 효과적으로 배출시켜 콜레스테롤 수치도 낮추고 고혈압에도 좋다.

표고버섯은 칼로리가 100g당 27kcal로, 밥 한 숟가락(30kcal)보다 낮은 열량이어서 다이어트 식품으로도 적합하다.

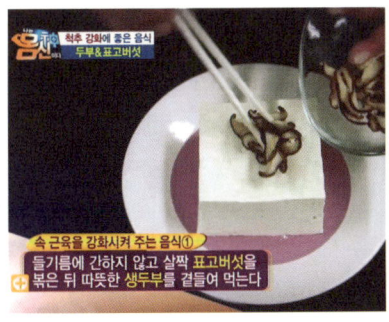

볶은 표고버섯을 생두부에 얹어 먹으면 소화도 잘되고 척추 건강에도 도움이 된다.

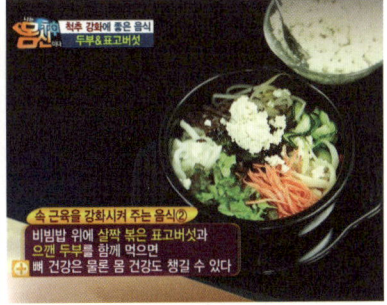

비빔밥 위에 볶은 표고버섯을 얹어 먹으면 속근육 강화에 좋다.

표고버섯은 간을 하지 않은 상태에서 들기름에 살짝 볶은 후 따뜻한 생두부에 얹어 먹으면 특히 아침 식사 대용으로 좋다. 소화도 잘 되고 속도 편하면서 건강에 좋은 음식이다.

흔히 해 먹는 비빔밥 위에 살짝 볶은 표고버섯을 고명으로 얹고 으깬 두부를 함께 먹으면 뼈 건강 및 속근육 강화에 효과적이다.

감수·자문위원

서동원(바른세상병원 대표원장·2012 런던올림픽 국가대표팀 주치의)
강재헌(인제대 백병원 가정의학과 교수)
이태승(분당 서울대병원 혈관외과 교수)
원영준(국제 성모병원 내분비내과 교수)
장두열(대한비만체형학회 명예회장체인지 클리닉 대표원장)
김동환(강동 경희대병원 재활의학과 교수)
윤하나(이대 목동병원 비뇨기과 교수)
윤제필(대전 자생한방병원 원장)
임경숙(수원대 식품영양학과 교수)
오한진(가정의학박사비에비스 나무병원 센터장)
김소연(전 김일성 주치의)
한진우(인산한의원 원장·대한한의사협회 중앙대의원)
이진한(동아일보 의학전문 기자)

나는 몸신이다

1판 1쇄 발행 2015년 7월 10일 | 1판 12쇄 발행 2021년 8월 27일

지은이 채널A〈나는 몸신이다〉제작팀
사장 김재호 | **발행인** 임채청
출판국장 서정보

편집장 박혜경 | **디자인** 정란 | **체조 사진** 조영철·홍중식·지호영
모델 최준호·노희(한국요가총연맹 강사) | **교정** 고연주
펴낸곳 동아일보사 | **등록** 1968.11.9(1-75) | **주소** 서울시 서대문구 충정로 29(03737)
전화 02-361-0941 | **팩스** 02-361-1192 | **인쇄** 중앙문화인쇄

저작권 ⓒ 2015 채널A〈나는 몸신이다〉제작팀
편집저작권 ⓒ 2015 동아일보사
이 책은 저작권법에 의해 보호받는 저작물입니다.
저자와 동아일보사의 서면 허락 없이 내용의 일부를 인용하거나 발췌하는 것을 금합니다.
제본, 인쇄가 잘못되거나 파손된 책은 구입하신 곳에서 교환해드립니다.

ISBN 979-11-85711-69-0 13510 | **값** 14,000원